Ole Petersen
und Sonia Goretzki

# burn FETT statt burnout

## Dauerhaft abnehmen - Fett verbrennen



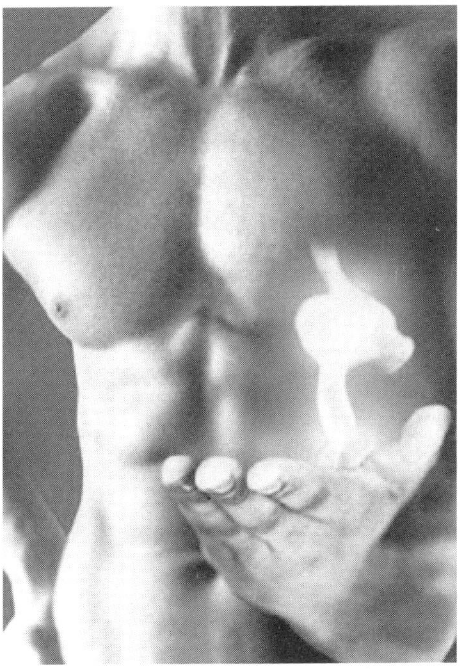

SMART BOOKS

# burn FETT statt burnout


Dorfstrasse 147, CH-8802 Kilchberg
Tel. 01 716 14 24, Fax 01 716 14 25
http://www.smartbooks.ch E-Mail: smartbooks@smartbooks.ch

**Besuchen Sie uns im Internet! http://www.smartbooks.ch**

ISBN 3-907601-32-7
Originalausgabe

| | |
|---|---|
| Konzeption und Koordination: | SmartBooks Publishing AG |
| Satz und Korrektorat: | Reemers EDV-Satz, Krefeld |
| Cover-Illustration: | Christian Barthold |
| Lektorat: | Oliver Pott<br>Mediaphor GmbH & Co. KG |



Trotz sorgfältigem Lektorat schleichen sich manchmal Fehler ein.
Autoren und Verlag sind Ihnen dankbar für Anregungen und Hinweise!

E-Mail: smartbooks@smartbooks.ch
Fax: 01 716 14 25
Brief: SmartBooks Publishing AG
Dorfstrasse 147, CH-8802 Kilchberg

**www.smartbooks.ch**

## Inhalt

# Noch ein Buch? – Noch ein Programm?

## Entscheidungshilfe

Sollen Sie noch ein Fatburner-Buch lesen? Sollen Sie noch mal einen Versuch starten Ihr Fett los zu werden? Was können die Autoren schon anderes wissen und beschreiben als Hunderte zuvor? Gibt es noch eine andere Sichtweise, als die vielen widersprüchlichen Aussagen aus den Lifestyle- Fitness- und Frauenmagazinen?

Wir möchten Ihre wertvolle Zeit nicht damit verschwenden, dass Sie sich erst durch das ganze Buch lesen müssen, um hinterher festzustellen: «Es ist doch nicht das Richtige für mich!» So ging es uns selbst mit vielen Büchern über Ernährung, Fitness und Erfolg. Viele Seiten, das Wesentliche meist versteckt oder spärlich gesät und daher schwer zu finden oder die investierte Zeit nicht wert.

Deswegen mit wenigen Zeilen die *Essenz* des «burn FETT statt burnout»-Programm:

*Körperfett* bildet sich durch stetige *zuviel* zugeführte Nahrung. Dabei ist es nahezu unerheblich ob es sich dabei um Kohlenhydrate, Eiweiss oder Fette handelt. Leider funktioniert dieses Prinzip umgekehrt **nicht**. Bei einer verminderten Nahrungszufuhr (Diät um Fett abzubauen) verlangsamt sich der Stoffwechsel und es wird primär wertvolle *Muskulatur* und wichtiges *Wasser* verloren – das Körperfett bleibt beharrlich an seinem Platz.

Es gibt nur eine Chance Körperfett gezielt abzubauen: *Sie müssen es verbrennen!* Das können Sie aber nur in dem engen Pulsbereich der *Fettmobilisation* (= FM-Puls). Sie haben einen *anderen* FM-Puls als andere Personen, denn Sie sind ein *Individuum* mit einem eigenen, individuellen Stoffwechsel- und Herzkreislaufverhalten. Daher können Sie Ihre Pulswerte zur Fettmobilisation **nicht** aus Tabellen ablesen oder mit Faustformeln berechnen, auch wenn Ihnen dies durch Pauschalempfehlungen und Halbwissen der Fitness- und Wellnessindustrie suggeriert wird. *Ihren* FM-Puls können Sie durch die im Buch vorgestellten *Testmethoden* feststellen. Zuvor werden Sie *Ihr persönliches Ziel* hieb- und stichfest mit den richtigen Parametern (BMI und Körpergewicht sind absolut *ungeeignet*) definieren. Nachdem wir für Ihr individuelles Bewegungsprogramm Häufigkeit, Dauer und Bewegungsart definiert haben, stellen Sie einige, *wenige* Massnahmen für Ihre alltägliche *Ernährung* zusammen und Sie haben alle «Werkzeuge» in der Hand um Ihr figürliches Ziel zu erreichen. Da Ihr *Unterbewusstsein*, Ihre innere Einstellung und die daraus resultierende Willenskraft von entscheidender Bedeutung sind, lernen Sie zur Unterstützung eine einfache Art des *mentalen Training* kennen. Mit den Elementen Bewegung, Ernährung, Zielsetzung und Visualisierung stellt das «burn FETT statt burnout»-Programm ein einfaches und erprobtes Massnahmenpaket dar, welches bereits mit einem minimalen Zeitaufwand von 2-3 Stunden pro Woche zum Erfolg führt.

Wenn Sie dies interessiert – lesen Sie weiter!

# Vorwort

## Wir geben nicht auf!

Mit dem «burn FETT statt burnout»-Programm treten wir den Kampf gegen das Fett an.

Fett macht krank! Wie sehr es eine Person quälen kann, weiss man erst, wenn man selbst einmal darunter gelitten hat. Und es leiden viele von uns: Über 30% bzw. 2 Millionen Schweizer sind übergewichtig, fettleibig oder stark fettleibig. Die Zahlen in der BRD und Österreich sind adäquat bzw. je nach Untersuchung sogar höher.

Aber das Fett führt nicht nur zu psychischen Problemen, sondern es korreliert je nach Ausmass mit den sogenannten Sekundärerkrankungen wie Stoffwechselstörungen (Diabetes/*Zuckerkrankheit* und Dyslipidämien/*Fettstoffwechselstörungen*) und den bekannten Herzkreislaufkrankheiten (Hypertonie/*Bluthochdruck* und vielfältigen Gefässerkrankungen wie z.B. Ateriosklerose). Diese Krankheiten sind zu fast 60% die Ursache dafür, dass wir sterben, **bevor** wir unser mögliches Höchstalter erreicht haben.

Besonders gefährlich wird das *Fett* in Verbindung mit *Stress*, und den gibt es heutzutage wahrlich zu genüge. Bei Stressbelastungen führen die biochemischen Prozesse im Körper zu einer vermehrten Ablagerungen von Fett in den Gefässen. Über 70% der Berufstätigen fühlen sich gestresst, so eine Repräsentativumfrage in Deutschland. Eigentlich arbeiten wir nicht mehr Stunden als unsere Grosseltern, aber die punktuelle Belastung ist enorm gestiegen. Handy, Inter- und Intranet sowie Informationen im Überfluss verfehlen ihre Wirkung nicht.

Wenn Sie alle Erkenntnisse dieses Buches anwenden und damit die Erfahrungen von vielen hundert ehemalig Leidenden nutzen, dann steht auch Ihrem Erfolg nichts mehr im Wege. Mit den Kenntnissen um die Stoffwechselvorgänge in unserem Körper ist einfacher Fett loszuwerden als bisher gedacht. Mit dem «burn FETT statt burnout»-Programm eröffnen Sie sich nicht nur einen effektiven, sondern auch einen *zeitsparenden* Weg zu Ihrem figürlichen Ziel. Wunder wie «7kg in 7 Tagen», können wir Ihnen keine versprechen, aber echte Fettverbrennung mit spürbarem (und messbarem) Erfolg in wenigen Monaten. Die Massnahmen im Bereich Bewegung-Ernährung-Entspannung vermindern Fett **und** Stress, so wird es Ihnen möglich in der gleichen Zeit sprichwörtlich «zwei Fliegen mit einer Klappe zu schlagen».

Das ist die kurzfristige Betrachtung, aber das «burn FETT statt burnout»-Programm hat auch langfristige Auswirkungen. Wenn wir die beiden Risikofaktoren, Fett und Stress, minimieren, dann besteht eine gute Chance auch die zweite Hälfte unserer Zeit motiviert und mit hoher Lebensqualität zu erleben. So sehen es die Wissenschaftler:

*«Eine Reduktion der abdominalen Fettmasse ist mitunter mit einer Verbesserung des gesamten kardiovaskulären Risikoprofils verbunden.»*

Quelle: Studie des Universitätsspital Zürich

*«Ein gesunder Lebensstil (d.h. Normalgewicht, Nichtrauchen und regelmässige körperliche Aktivität) im Alter von 43 bis 67 Jahren reduziert die Behinderungen im hohen Alter (75 bis Tod) um die Hälfte und verzögert das Einsetzen einer Behinderung um etwa sieben Jahre.»*

Quelle: Zentrum für Gerontologie an der Universität Zürich

Das heisst im Klartext – sieben Jahre mit höherer Lebensqualität!

Wir wünschen Ihnen von ganzem Herzen ein gesundes und langes Leben und vor allem viel Spass mit dem «burn FETT statt burnout»-Programm.

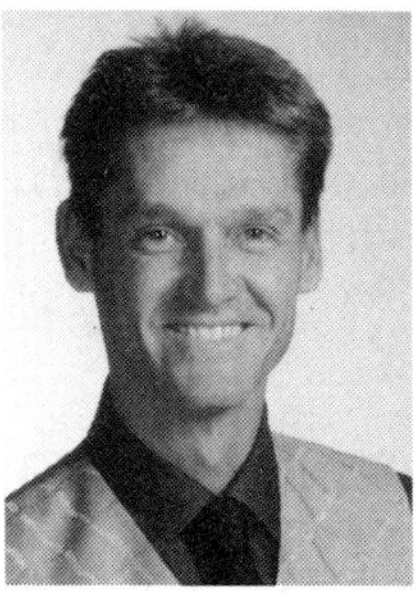

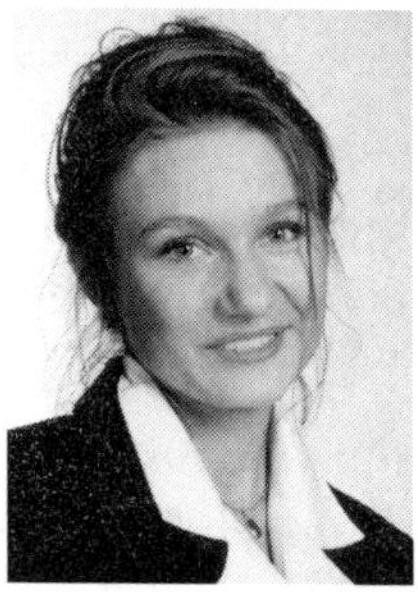

Ole Petersen

Sonia Goretzki

Winterthur, im Dezember 1999

# Ihr habt keine Chance, ich werde siegen!

## Von Teufel Fett

Ich, das Fett, bin seit Jahrzehnten erfolgreich Euch Menschen das Leben schwer zu machen. Ich weiss, Ihr mögt mich nicht mehr sonderlich und versucht mich deswegen mit allen Mitteln los zu werden, aber so einfach ist das nicht. Jahrtausende war ich gut für Euch, als Isolationsschicht und als Energievorrat für Zeiten der Hungersnot. Nun, da Ihr Kleider tragt und in geheizten Häusern wohnt, Euch Nahrung im Überfluss zur Verfügung steht und Ihr Euch kaum noch bewegt, da wollt Ihr mich möglichst schnell von Eurem Körper schaffen.

Aber noch muss ich nicht um meine Existenz fürchten, im Gegenteil. Da Ihr von sehr aktiven und beweglichen Jägern und Sammlern zu Sitztieren verkommen seit, ist kaum noch Anstrengung nötig um mich in Eurem Körper einzunisten.

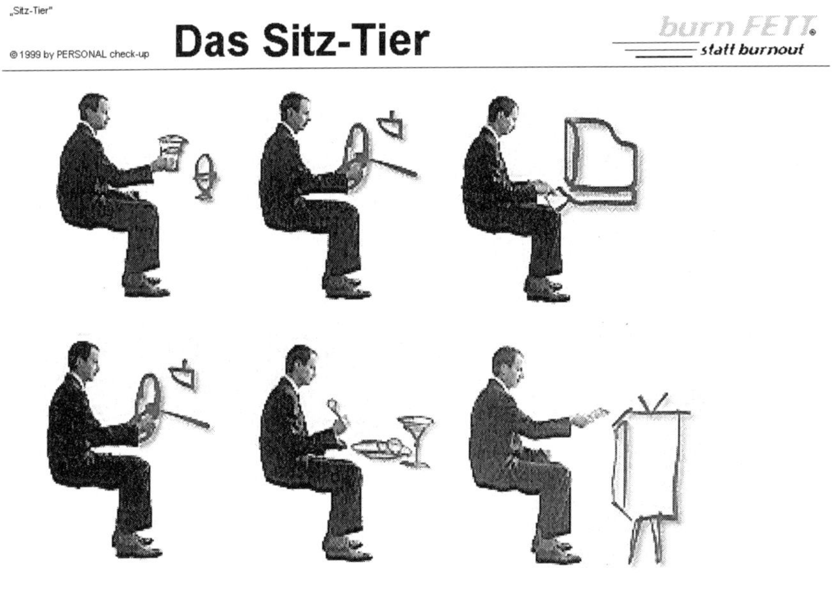


Ich mache dies vorzugsweise an den Stellen, die Ihr gar nicht gern habt. Ihr nennt meine Langzeitlagerplätze an denen ich mich beharrlich niederlasse «Problemzonen» – für mich ist das kein Problem!

Eigentlich weiss ich gar nicht warum Ihr so böse seid auf mich, denn entwickeln kann ich mich nur aus dem was Ihr zu Euch nehmt. Eure Medizinmänner nennen das «Kalorienexzess» und einen «vermeidbaren Risikofaktor» dazu käme dann noch Euer psychischer Stress und dann werdet Ihr ganz krank.

So kann ich es Euch eigentlich nicht verdenken, wenn Ihr dies ändern möchtet, aber eben nur möchtet, Ihr würdet gerne, aber habt Ihr auch die Power dazu?

Neulich war über mich zu lesen:

*«Fett wird siegen*
*Die Menschen scheinen den Krieg gegen die Fettpolster verloren zu haben. So sehen das amerikanische Ernährungswissenschaftler. Sie rechneten die Zahlen von Körpergewichtsstudien aus den Jahren 1960 bis 1991 hoch und kamen zu dem Ergebnis, dass bis zum Jahr 2230 alle Amerikaner übergewichtig seien. Amerikanische Konsumenten geben jedes Jahr 33 Milliarden Dollar für die Gewichtskontrolle aus, leider ohne bleibende Resultate. Seit 1996 haben sich 34.894 Publikationen zu diesem Thema angehäuft. Die Umstellung der Lebensgewohnheiten auf einen niedrigeren Fettkonsum und mehr Bewegung könnte auf längere Sicht zwar helfen , doch dazu fehlt es den meisten Menschen an genügender Selbstdisziplin.»*

Quelle: Neue Zürcher Zeitung

Sehr zutreffende Beschreibung, aber dass das mit der Bewegung drin steht, könnte mir tatsächlich gefährlich werden. Mittlerweile haben doch einige von Euch spitz gekriegt, dass das mit Diäten nicht so richtig funktioniert und ich mich hinterher immer weiter ausbreite. Durch übermässiges Essen und Trinken habe ich in der Schweiz ein Gewicht von rund 5000 Tonnen erreicht, das hat das Bundesamt für Gesundheitswesen errechnet.

Zum Glück fehlt es Euch für die Bewegung an genügend Selbstdisziplin, wenn da nur dieses Buch nicht wäre..........bitte lesen Sie nicht dieses Buch!

# Kapitel 1

# Einleitung

## Die Qual

Nahezu alle Personen, die mit figürlichen Problemen bzw. mit dem Problem Fett zu kämpfen haben, leiden permanent und täglich darunter. Dies gilt auch für Menschen, die nicht unbedingt als «dick» eingestuft werden, sehr wohl aber unter ihren Problemzonen leiden. Die bekanntesten Problemzonen sind bei Frauen das Gesäss, die Hüfte und die Oberschenkel. Etabliert hat sich auch der Begriff «Reiterhosen».

Beim Mann ist es der Bauch, für den der Volksmund einige nette Umschreibungen parat hält:

- Rettungsring
- Pauke
- Wampe
- Pirelli
- Schwabbel
- Fussball

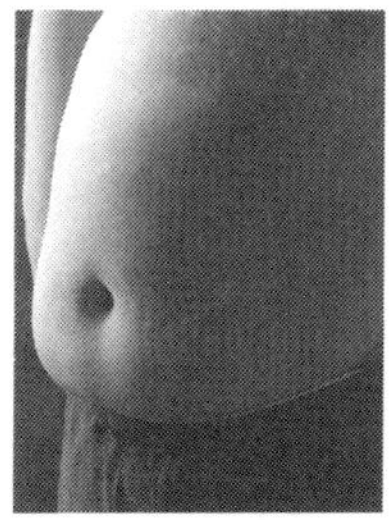

Bei dem täglichen Umgang mit dieser Last läuft sehr viel im Unterbewusstsein ab. Sehr viele Damen versuchen, ihre Problemstellen mehr oder weniger geschickt mit Kleidungsstücken zu kaschieren. Eine typische Handlung ist dann das *unbewusste* Berühren der Problemzone mit den Händen, wenn z.B. ein Lokal betreten wird. Häufig zu beobachten sind auch ein kurzes Streifen mit dem Handrücken über das Gesäss oder das Zupfen am unteren Ende von Bluse oder Pullover. Die männliche Variante ist das Hochziehen des Hosengurtes. Diese Handlungen sind Reflexe, die zeigen, wie sehr das Problem den Betreffenden oder die Betreffende auch im Unterbewusstsein beschäftigt und mitunter quält.

## Der Teufelskreis

Da in der Regel schon mehrere Versuche gestartet wurden, um das Problem der lästigen Fettschwülste in den Griff zu kriegen, tritt häufig Resignation ein. Man stellt fest, dass es keine schnelle Lösung gibt und daher:

«Auf die eine Tafel Schokolade kommt es jetzt auch nicht mehr an, ist doch sowieso egal.»

Nachdem die *Schoggi* vertilgt ist, ärgert man sich in einer späteren Gemütsverfassung dann wieder über sich selbst. Eine Art «Verlierermentalität» macht sich breit und es kommt ein wahrer Teufelskreis in Gang, der bis hin zu Depressionen führen kann.

Als ein letztes «Aufbäumen» stellt sich meist kurzzeitig eine Art Zweckoptimismus ein: «Ich bin gerne dick und fühle mich wohl», «Sport ist doof» und so weiter.

# Das «magische» Dreieck

Das Problem bei der ganzen Sache ist, dass die negativen Auswirkungen nicht nur den Bereich *Gesundheit* der betroffenen Person tangieren, sondern auch die anderen Lebensbereiche. Wir beschreiben dieses Phänomen mit dem Modell des magischen Dreiecks. Wird das Fett bzw. das Figürliche zur quälenden Last, dann sind die daraus resultierenden negativen Gedanken auch in den Lebensbereichen *Familie* und *Beruf* präsent.

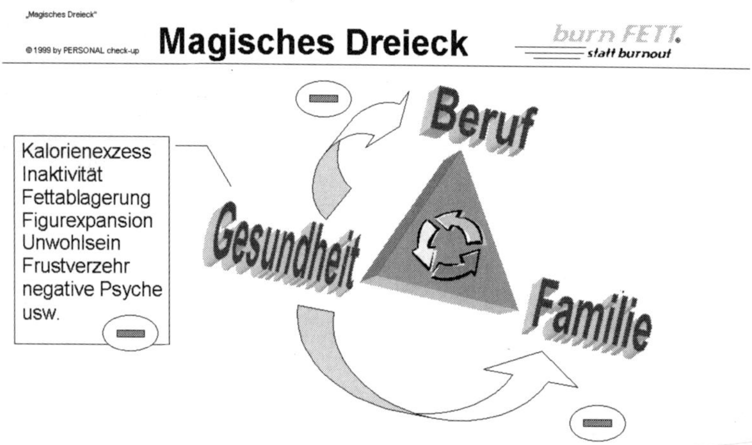


Sind wir jedoch gesundheitlich auf der Höhe und mit unserer Figur zufrieden, dann hat die daraus resultierende positive Stimmungslage einen motivierenden Einfluss, der noch ganz andere Dinge möglich werden lässt. Denn wer sich selbst gut fühlt, strahlt das auch aus. Was man ausstrahlt, erhält man vielfach zurück, und bei einer positiven Grundhaltung wird im Alltag vieles leichter.

# Fehlende Selbstdisziplin?

Teufel Fett hat gesagt, es fehle uns an Selbstdisziplin, aber ich behaupte nun, Sie haben genügend davon. Sie haben nur noch keinen Zugang zu Ihrer Energiequelle, zu Ihrer Motivation gefunden. Und Sie haben sich aus Unkenntnis heraus, mit Methoden, die gar nicht funktionieren können, den Frust eingehandelt. Das «burn FETT statt burnout»-Programm ist kein neumodischer «Schnickschnack», sondern es basiert auf der physiologischen Funktionsweise des menschlichen Körpers. Mehrere hundert Personen, Frauen wie Männer, haben mit diesem Programm ihre figürlichen Ziele erreicht *und*, was wesentlich wichtiger ist, bis heute ihre Figur gehalten. Sie haben alle etwas Entscheidendes mitgebracht, als sie zu uns kamen:

*Den Willen etwas zu ändern!*

Ihre mentale Einstellung wird entscheidend sein für Ihren Erfolg, denn wie heisst es so schön: «Im Kopf fängt es an!»

# Kapitel 2

# Wo kommt das Fett her?

Grundsätzlich und ohne weitere Angaben meinen wir mit Fett immer das Körper- bzw. Depotfett und nicht das Nahrungsfett, welches wir im Ernährungsteil behandeln.

## Wieso also speichern wir Körperfett?

Die Evolution hat uns das Depotfett beschert. Unsere Vorfahren lebten in Höhlen, jagten Mammuts und waren einer unregelmässigen Nahrungszufuhr ausgesetzt. War das Mammut erlegt, wurden die Stosszähne zu Werkzeug verarbeitet, die Felle waren gut zur Bekleidung und man hatte kurzzeitig genug bzw. zu viel zu essen. Das Fleisch der Mammuts wurde gegessen, solange es geniessbar war. Und es wurde *alles* gegessen, da man ja nicht wusste, wie lange die nächste Hungerperiode dauern würde. Über die Evolution lernte der Körper, die zuviel aufgenommene Nahrung in Form von Depotfett abzuspeichern. Kurzum – unsere Vorfahren assen sich dicke Bäuche an, um schlicht und ergreifend überleben zu können.

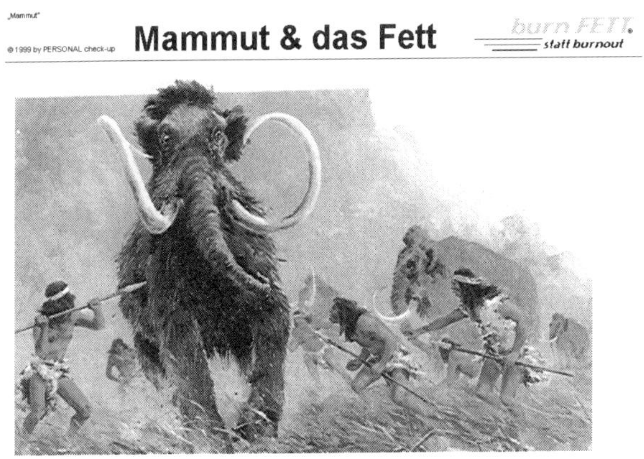


Der Mediziner beschreibt das heute so:

*«Die Depotfette dienen als Energiereserve. Vor allem in der Bauchhöhle und im Subkutanfettgewebe können bei Energieüberschuss grosse Lipidmengen in Form der Neutralfette gespeichert werden und bei Bedarf wieder mobilisiert und dem Stoffwechsel zur Verfügung gestellt werden.»*

Quelle: ECR Pharma AG, Dr. med. Beat Knechtle

Auch entwickelten unsere Vorfahren die Fähigkeit, die Energiereserve «Fett» bei Bedarf anzuzapfen. Denn in der Zeit, wo kein Mammut zu finden war, wurde das Depotfett als Energiequelle benötigt für die teils tage- und wochenlange Aktivität «Nahrungssuche». Bei dieser Nahrungssuche wurden in der Regel sehr weite Strecken laufend zurückgelegt. Die Energie dazu lieferte das abgespeicherte Fett. Unsere Vorfahren «erarbeiteten» uns somit auch die Möglichkeit der Fett*verbrennung*.

Nur, und das ist die Wurzel des heutigen Übels, wir müssen uns heute für die Nahrungssuche kaum noch *bewegen*, der Gang zum Kühlschrank bzw. die Fahrt zum Restaurant kann kaum als Bewegung bezeichnet werden. Wir haben bei den kleinsten Hungersignalen sofortigen Zugang zu Nahrung oder essen gar, weil eine bestimmte Uhrzeit, z.B. 12:00 Uhr, erreicht ist, ungeachtet dessen ob wir wirklich Hunger haben oder nicht. Das Abspeichern der überschüssigen Nahrung als Fett funktioniert bei uns heute bestens. Die Fett*verbrennung* hingegen brauchen wir nicht mehr, da wir permanent und im Überfluss über Nahrung verfügen.

Das ist also das wirkliche Problem: Wir haben keinen Bedarf mehr, unsere Energiereserve Fett zu *mobilisieren*!

# Die Evolution hinkt hinterher

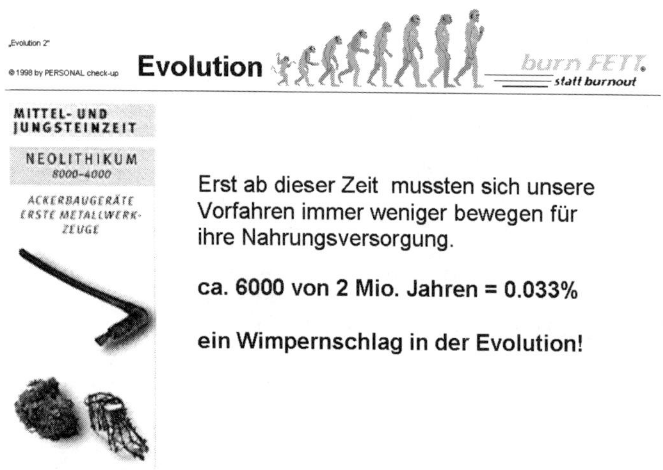


Leider hat sich unser Erbgut noch nicht auf den erst seit kurzer Zeit bestehenden Nahrungsüberfluss eingestellt. Die Geschichte der Erde wird auf ca. 3,5 bis 4 Mrd. Jahre geschätzt, die Entwicklungsgeschichte unserer Spezies auf ca. 2 Mio. Jahren (ab Homo Rudolfensis). Erst ab der Mittel- und Jungsteinzeit, ca. 4000 Jahre v. Chr., mussten sich unsere Vorfahren immer weniger bewegen für die Nahrungsbeschaffung.

Das sind nur 6000 von 2 Mio. Jahren = 0,033%, ein Wimpernschlag unserer Evolution! Aber auch diese Zeit (4000 v. Chr. bis 1950 nach Christus) war immer wieder geprägt durch lange Hungerperioden, sei es durch Naturkatastrophen oder Kriege.

## Der Mensch ist zum Laufen gemacht ...?

Einige tausend Jahre vor Christus landete ein Raumschiff auf unserer Erde und die extraterrestrischen Wesen beobachteten die Menschen. Ein jüngerer Ausserirdischer sagte zu einem der alten Weisen: «Schau mal die Erdenbewohner, wie fleissig sie sich bewegen, wie sie laufen, um nach Nahrung zu jagen!» Für den Älteren war dies nichts Besonderes, da er schon mehrere Besuche auf der Erde gemacht hatte. Der Jüngere war hingegen äusserst fasziniert von dem Treiben der Erdenbewohner und gab keine Ruhe: «Schau doch wie sie laufen!» – «Lass sie doch, dafür sind sie schliesslich gemacht» entgegnete der Weise.

Würden sie heute noch mal bei uns vorbeischauen, wäre zumindest der Jüngere leicht enttäuscht. Aus den laufenden und körperlich tätigen Menschen sind Sitz- und Stuhltiere geworden. Sie sitzen am Frühstückstisch, im Autositz, dann benutzen Sie den Fahrstuhl, später sitzen Sie wieder lange Zeit im Bürostuhl, dann im Kantinen- oder Restaurantstuhl. Nachher nochmals lange im Büro- und Konferenzstuhl, um später wieder mit dem Autositz zu dem geliebten Fernsehsessel zu gelangen. Auch würde unser Besucher feststellen, dass die Menschen nicht mehr Nahrung zu sich nehmen, wenn sie Hunger haben, sondern dass sie sich nach der «Uhr» ernähren. Sie essen z. B. mittags, weil von 12:00 bis 13:00 Uhr Pause ist. Die Nahrung müssen sie sich nicht mehr mühsam erjagen, sondern es gibt grosse weisse Kästen mit einer Türe, dahinter verbergen sich köstliche Leckereien. Mehrmals in der Woche geht man auch in besondere Häuser, Restaurants genannt, wo man gemeinsam mit anderen die Nahrung zu sich nehmen kann. In den Häusern mit einem grossen, gelben «M» geht es besonders schnell; das ist sehr wichtig, denn seitdem die Erdenbewohner diese «Uhr» haben, sind sie immer eiliger damit beschäftigt, zwischen den vielen Stühlen und Sitzen zu wechseln.

Und doch gibt es noch einige wenige, die laufen, zwar nicht mehr einem Mammut hinterher, um ihm dann mit selbstgebastelten Keulen den Schädel einzuschlagen, aber immerhin sie laufen. Ein paar von den Laufenden machen dies so gut, dass sie in extra dafür errichteten Arenen laufen dürfen, um dort von den Nichtlaufenden (die sitzen dort auf Stadionsitzen) beobachtet und angeschrien zu werden. Die Nichtlaufenden, die den Weg zur Arena nicht mehr schaffen, können sich die Gut-Laufenden auch in einem anderen Kasten zu Hause ansehen. Mensch sitzt oder liegt dann wieder auf seinem Lieblingssitz, den er «Couch» oder «Sofa» nennt, um gleichzeitig zum Sitzen und Schauen noch eine gelbe Flüssigkeit mit weissem Schaum zu sich zu nehmen. Dazu werden tütenweise gelbbraune Plättchen gekaut. Die Menschen, die all dies besonders gut beherrschen, dürfen voller Stolz einen Titel tragen – man nennt sie «Couch Potatoes».

So weit die kleine Geschichte von den Besuchern aus dem All.

Betrachten wir die oben geschilderte Veränderung unserer Verhaltens- und Lebensgewohnheiten ernsthaft und etwas genauer, werden wir feststellen, dass der Zeitraum, in dem diese stattfand, eben besagter «Wimpernschlag» ist – gemessen an der gesamten Evolution unserer Spezies. Klingt etwas beängstigend – ist es auch, wenn wir uns die Ursachen von Zivilisationskrankheiten in den Industrieländern anschauen: Bewegungsmangel, Übergewicht, Alkohol- und Nikotinkonsum. Nun liegt es an uns, dies zu ändern.

## Das Mengenproblem

Die «Gewichtsprobleme» unserer Gesellschaft sind meistens Mengenprobleme, d.h., die dem Körper zugeführte Kalorienmenge ist grösser als der Energiebedarf. Unser Körper reagiert hier so, wie manche Grossmutter mit ihrem Geld umgeht – er spart für «schlechte Zeiten» und speichert die zu viel zugeführten Nährstoffe als Depotfett an den uns so quälenden Problemzonen ab. Dabei spielt es kaum eine Rolle, woraus die Nährstoffe bestehen, denn es wird fast alles zu Fett umgewandelt. Dies ist nicht etwa ein geringfügiges Problem, denn weltweit leiden 250 Millionen Menschen unter schwerer Fettleibigkeit (Adipositas) und weitere 500 Millionen sind extrem übergewichtig. In den Industriestaaten sprechen die Experten von einer «Volksseuche».

Unser Körper ist eine geniale «Umwandlungsmaschine». Wer das einmal begriffen hat, dem wird auch klar, weshalb es müssig ist, über Diäten zu diskutieren. Wenn sie (kurzfristig) funktionieren, dann nur, weil die Kalorienmenge reduziert wird und nicht, weil die Nährstoffe in einer bestimmten Art und Weise zusammengestellt sind.

- ☐ Zu viel zugeführte *Kohlenhydrate* werden vom Körper als Depotfett abgespeichert.
- ☐ Zu viel zugeführte *Proteine* werden vom Körper als Depotfett abgespeichert.
- ☐ Zu viel zugeführte *Nahrungsfette* werden vom Körper als Depotfett abgespeichert.

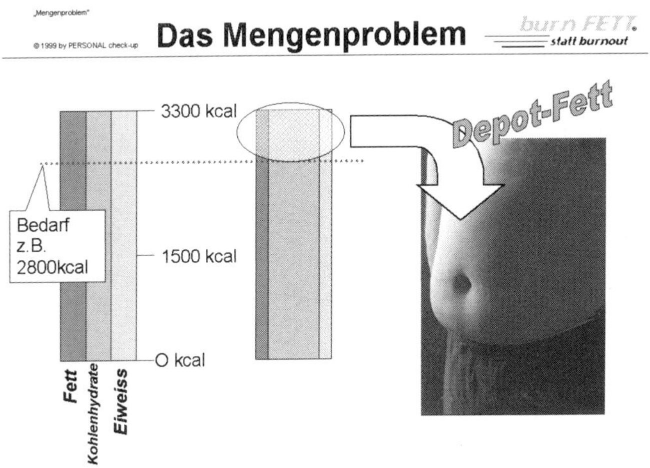


# Die Fettzellen

Die Anzahl der Fettzellen ist uns zunächst einmal genetisch fest vorgegeben. Durch falsche Ernährung in der Kindheit werden weitere Fettzellen gebildet, die im Alter die Neigung zu Übergewicht zusätzlich prägen. Die Zellen sind ungefüllt sehr klein, haben aber die Fähigkeit, sich enorm zu vergrössern. Selbst schlanke Menschen verfügen über eine grosse Menge an Fettzellen, die aber nicht gefüllt sind. Durch übermässige Nahrungszufuhr füllen sich die Fettzellen zunehmend und dehnen sich bis auf das 200fache der ursprünglichen Grösse aus. Die Fettzellen selber sind also immer vorhanden, es sei denn, sie werden operativ entfernt. Billiger und gesünder ist sicher das «Entleeren» mit dem «burn FETT statt burnout»-Programm.

# Steter Tropfen höhlt den Stein ...

... oder: Auch stete kleine Mengen an «zu viel» Nahrung prägen die Problemzonen.

Im Klartext: Wir werden nicht über Nacht dick, sondern nehmen meist langsam und kontinuierlich über Monate und Jahre zu. Langsam und stet füllen sich die Fettzellen mit dem täglichen kleinen Überschuss an Kalorien.

Beachten wir nun die Prinzipien der Natur (Tag/Nacht, Ebbe/Flut, Winter/Sommer usw. mit immer gleich langen Perioden), dann wird klar, dass wir das Körperfett nicht über Nacht verlieren können. Es gilt: Was schnell weg ist, ist auch schnell wieder da!

Fett verbrennende Fakten:

- ☐ Zu viel zugeführte Kalorien werden vom Körper als Depotfett abgespeichert.
- ☐ Die Evolution hat uns neben dem Programm «Fett speichern» auch das Programm «Fett mobilisieren» beschert.

# Kapitel 3

# Wie es nicht geht

Versucht haben Sie sicher schon einiges, um Ihr Fett loszuwerden, mal mit mehr und mal mit weniger Erfolg. Wir möchten Ihnen mit dem folgenden Kapitel erklären, warum viele der gängigen Methoden *langfristig* gar nicht funktionieren können.

## Bereich Ernährung

### Diäten

*Diät = Von der üblichen Ernährung abweichende Kostform, bei der die Nahrung zur Vermeidung oder Behandlung von Krankheiten in bestimmter Art und Weise zusammengestellt wird.*

Quelle: Der Brockhaus

Die gängigste Variante, dem Speck zu Leibe zu rücken, ist der Beginn einer Diät. Fast die Hälfte aller Frauen in der BRD hat bereits eine oder mehrere Diäten angetreten. Auch gibt es so genannte «chronische» Diätwillige – 5% der Frauen machen ständig irgendeine Diät. Auch Diäten haben ihre Moden: Wer gestern noch die haysche Trennkost ausprobierte, schwärmt heute von der Fit-for-Life-Diät, um morgen vielleicht die All-you-can-eat-Diät in den Himmel zu heben. Das Ziel ist immer das gleiche: abnehmen.

Es ist auch nahe liegend, zunächst das zu reduzieren, was das Depotfett produziert. Nur leider wissen die wenigsten, was im Körper abläuft, wenn eine Diät eingeschlagen wird:

Zunächst wird die Kalorienzufuhr reduziert. Der Körper muss von einem Tag auf den anderen mit weniger Nahrung auskommen als gewohnt. Der gesamte Stoffwechsel *verlangsamt* sich. Von den anfänglichen Erfolgen auf der Waage (weniger Gewicht) ist ein grosser Teil Wasser. Weiterhin fängt der Körper an, auch eigenes Eiweiss zur Energiegewinnung heranzuziehen. Nur zögernd und ganz allmählich wird auch das Depotfett als Energiequelle genutzt. Da dies aber ein Not-Energiesystem darstellt, wird es nur zu einem geringen Teil beansprucht, solange auch die anderen beiden Quellen (Kohlenhydratspeicher und Körpereiweiss) zumindest noch teilweise intakt sind.

Je weniger Nahrung wir dem Körper zuführen, um so höher wird der Anteil an Nahrung, den der Körper als Fett abspeichert. Auch das ist eine Vorsorgehaltung unseres Körpers. Wir vermindern also unsere aktive Muskelmasse und den Flüssigkeitshaushalt des Körpers, was sich sicher auf der Waage bemerkbar macht, nur wird leider kaum Körperfett abgebaut, denn die verminderte, aber immer noch regelmässige Zufuhr an Nahrung stellt noch keine echte «Not» dar.

Nachdem die Diät wieder gelockert bzw. beendet wird, kehren wir wieder zu unseren jahrelang angeeigneten Ernährungsgewohnheiten zurück. Der Körper aber kehrt nicht so schnell zu seinem alten Stoffwechselniveau zurück. Er arbeitet noch mit dem verlangsamten Niveau, auf das er sich in den ersten Tagen der Diät eingestellt hat und käme nun eigentlich mit weniger Energiezufuhr aus. Da die Zufuhr den alten Gewohnheiten entspricht, wird ein *noch grösserer* Teil der Nahrung in Depotfett umgewandelt als vor der Diät.

Zweitens existiert nunmehr weniger stoffwechselaktive Masse (Muskulatur), d.h. der Körper könnte auch, nachdem er sich wieder auf sein vorheriges Niveau eingestellt hat, mit etwas weniger Nahrung auskommen als vorher. Das Resultat: Auch lange nach der Diät wird ein noch grösserer Teil der Nahrung in Fett umgewandelt und füllt gnadenlos die Fettzellen.

Auch wenn bei einer gewöhnlichen Diät diese Unterschiede nur Nuancen sind, so machen sie sich dennoch negativ bemerkbar – mit jeder Diät wird es etwas schlimmer.

Kurzfristiges Resultat: Die Kilos sind schnell wieder drauf – bekannt als der Jojo-Effekt. Die nächste Diät fällt noch radikaler aus, der Körper verliert jedes Mal primär Wasser und Muskelmasse.

Langfristiges Resultat: Bei teilweise sogar gleichem Gewicht wird der Anteil an Körperfett (inaktive Masse) immer grösser und grösser! Meist «entgleist» dann auch das absolute Gewicht.

## Nulldiäten, Hunger- und Fastenkuren

Bei dieser Variante fällt das ganze Geschehen noch extremer aus. Der Körper begeht einen gänzlich anderen Weg der Energiegewinnung – er verbrennt in der ersten Woche hauptsächlich Eiweiss, welches er primär aus der Muskulatur gewinnt, aber er baut auch andere wertvolle Stoffe ab, die aus körpereigenem Eiweiss, den Aminosäuren, bestehen. Da alle wichtigen Enzyme, Botenstoffe und Prozesse des Körpers aus Aminosäureverbindungen bestehen bzw. davon abhängig sind, können wir nur ahnen, wie stark die gesamte Leistungsfähigkeit unseres Körpers herabgesetzt wird.

*Die religiöse Verheissung, Fasten reinige das Gemüt, schmücke die Seele und zähme die Wollust, wird bezahlt mit enormen Stoffwechselschäden: Die Muskeln, aufgebaut aus Eiweiss, nehmen Schaden und verlieren an Substanz; der Elektrolythaushalt gerät aus dem Gleichgewicht; der erhebliche Kaliumverlust irritiert den Herzmuskel.*

Quelle: Der Spiegel, Spezial: Gesundheit 1999

Das Fasten oder Heilfasten wird von vielen Personen unter der falschen Hoffnung betrieben, sie könnten damit abnehmen oder gar Fett verlieren. Das Heilfasten kann unter Umständen sinnvoll sein zum Ausscheiden von Schlacken und Rückständen, die sich im Körper über Jahre angesammelt haben. Aber eben auch nur dafür. Die Organe werden entgiftet und entlastet. Das Gewicht, das zunächst verloren wird, setzt sich wiederum primär aus Wasser, Muskeleiweiss und etwas Körperfett zusammen. Der Körper fährt aufgrund der fehlenden Nahrung sämtliche Stoffwechselvorgänge auf ein Minimum herunter. Nach dem Fasten läuft er zunächst weiter auf Sparflamme und wird erst einmal bestrebt sein, die Fettdepots noch praller aufzufüllen für weitere bevorstehende «Hungersnöte». Wenn die Fettmasse dann wieder im Lot ist, fehlt uns immer noch die aktive Muskelmasse. Das Immunsystem ist angegriffen und anstatt vor Energie zu strotzen, sind wir müde und schlapp.

# Sportliche Aktivitäten

Dass *Bewegung* unter Umständen zur Gewichtsreduktion beitragen kann, ist hinlänglich bekannt. Es stellt sich zwangsläufig die Frage: Wieso erreichen die meisten Personen ihre Ziele doch nicht?

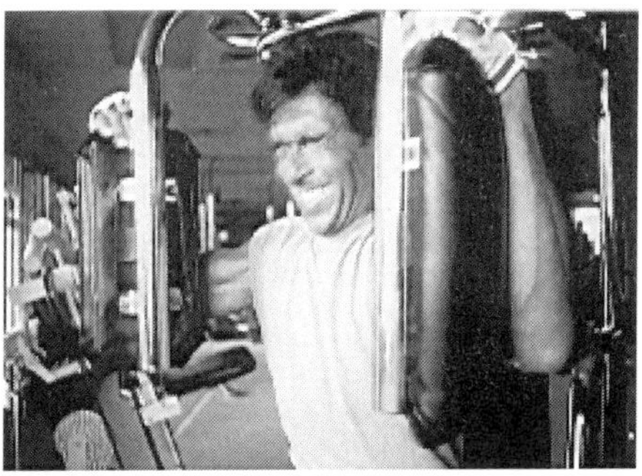

## Fitnesscenter

Bei Frauen wie Männern gleichermassen beliebt ist der Gang ins nächste Fitnesscenter. In der Zeit, in der einige Krankenkassen die Jahresbeiträge teilweise oder sogar auch ganz übernahmen, verzeichneten die Fitnesscenter einen regen Zulauf an Neumitgliedern. Da kaum überprüft werden kann, ob der Versicherte auch tatsächlich regelmässig das Training besucht, haben einige Krankenkassen ihre Grosszügigkeit wieder revidiert. Gewinner waren auf jeden Fall die Fitnesscenter, denn Mitglieder, die Beiträge zahlen und nie erscheinen, sind die profitabelsten.

Neben den klassischen Kraftmaschinen werden verschiedenste Gruppenaktivitäten angeboten. Die bekanntesten sind klassisches Aerobic, Step-Aerobic und Spinning. Alle diese Aktivitäten werden unter Betonung des aeroben (aerob = mit Sauerstoff) Effektes, teils auch mit dem Prädikat der Fettverbrennung, angepriesen. Tatsache ist jedoch das Gegenteil. Die Intensität der Trainings ist meist derart hoch, dass kaum Fett verbrannt wird; das Aerobic müsste daher eher «An-Aerobic» heissen.

Bewegungsmassnahmen zur äusserst gezielten Fettverbrennung werden im nächsten Kapitel vorgestellt. Die Begriffe aerob/anaerob und Fettverbrennung werden im Rahmen der Stoffwechselvorgänge erläutert.

Vergegenwärtigt man sich die Hauptmotivation des Fitnessstudiogängers – zu 70% steht «Figürliches» an erster Stelle – wird klar, dass die zur Zielerreichung eingesetzte Zeit nicht effektiv sein kann. Pragmatisch sehen es die Sportmediziner:

*Bewegung muss sein, denn die meisten Zivilisationskrankheiten (Fettleibigkeit, Alterszucker, Herzinfarkt u. a.) lassen sich vor allem auf mangelnde Bewegung zurückführen, mehr noch als auf Fehlernährung und Stress. Doch nicht jede Art von Bewegung hält tatsächlich gesund, denn bei den meisten Sportarten bewegen wir uns viel zu schnell.*

Quelle: Dieter Lagerstrøm, Dozent am Institut für Kreislaufforschung und Sportmedizin der Sporthochschule Köln

## Spielsportarten (Fussball, Tennis u. a.)

Unser Fettstoffwechsel, auf welchen wir es primär abgesehen haben, reagiert auf eine ruhige und gleichmässige Bewegung mit dem grössten Anpassungseffekt. Es ist dafür notwendig, dass die Belastung konstant gehalten wird. Somit kommen sämtliche Spielsportarten für das Thema Fettverbrennung *nicht* in Betracht, da hier der Rhythmus und die Intensität durch das Spiel, quasi von aussen, diktiert werden.

Als recht typisches Beispiel für eine Spielsportart ist hier der Pulsverlauf eines 55-jährigen Freizeittennisspielers abgebildet, Spieldauer eine Stunde, gespielt wurde ein Satz (6:7).

Der Hauptteil der Belastung spielte sich zwischen Puls 140 und 160 ab. Der durch einen Test ermittelte Pulsbereich für die Fettverbrennung der betreffenden Person ist Puls 115–135. Somit ist klar: In der Stunde Tennis wurde herzlich wenig Fett verbrannt.

„Pulskurve Tennis"



**Pulskurve Tennisspieler**

burn FETT® statt burnout

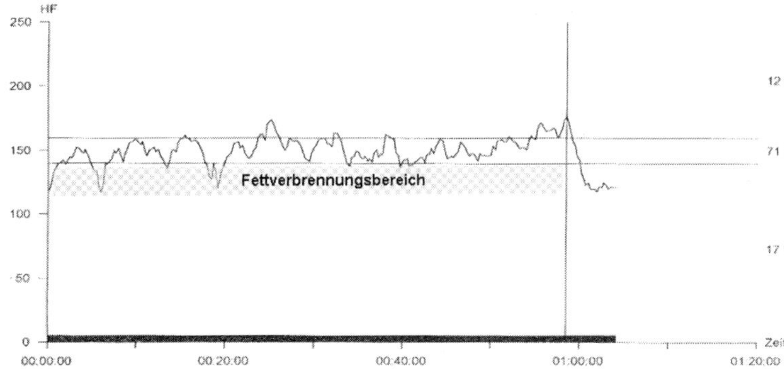


Zeit: 00:58:30
Herzfrequenz: 177 Schläge/Min
hoch: 160
niedrig: 140

c:\polar\work\rm270895.raw

Erholung: 00:00:00 - 01:04:15 Wert: -2
Durchschnitt: 148 Maximum: 177 Herzschläge Summe: 9509

## Joggen

Das gelegentliche Joggen ist neben dem Fitnesscenter die einfachste und beliebteste Variante, dem Speck zu Leibe zu rücken. Der typische Anfang sieht dann so aus:

Aus der Motivation heraus «... jetzt muss endlich was passieren!» wird eine gehörige Portion Energie freigesetzt. Die alten Sport- oder Tennisschuhe werden aus der hintersten Ecke des Kleiderschrankes an das Tageslicht befördert und mit T-Shirt oder Sweatshirt aus Baumwolle bekleidet geht's los: aus der Haustür raus und mit vollem Speed wird versucht, den ungläubigen Blicken der Nachbarn und Verwandten möglichst schnell zu entfliehen. Früher ist es ja schliesslich auch gegangen und jetzt schauen wir mal, was noch so drin steckt. An der ersten Strassenecke angelangt, ist die Gesichtsfarbe bereits hochrot und die Atmung tönt wie eine alte Dampflok auf Hochtouren. Das Tempo wird zunächst etwas gedrosselt auf eine Geschwindigkeit, bei der wir wenigstens das Gefühl haben, genügend Luft zu bekommen. Auf den gängigen Joggingstrecken der Gegend werden dann rasch Leidensgenossen entdeckt. Nach etwa 20 bis 30 Minuten sind wir wieder zu Hause angelangt und beenden mit einem Schlusssprint bis an die Haustür das «Training». Es wird geduscht und dann kommt das Schönste: Wir haben ja schliesslich was getan und die vermeintlich verbrauchten Kalorien werden mit einer opulenten Mahlzeit wieder «reingeschaufelt».

Richtige Ernährung im Alltag und im Zusammenhang mit der Bewegung wird im Kapitel «Ernährung» behandelt.

Den Rest des Tages müssen wir uns dann auf dem Sofa ausruhen; der nächste Arbeitstag ist gekennzeichnet von Muskelkater und anderen Erschöpfungszuständen. Da das Gefühl, etwas «Gutes» für uns getan zu haben, motiviert, versuchen wir es am nächsten Wochenende gleich noch einmal. Nun muss aber eine Steigerung her, wir müssen schneller und weiter rennen. Zu den Erschöpfungszuständen gesellen sich dann noch Schmerzen an Stellen, die wir vorher nie kannten, und nach etwa zwei Wochen wird beschlossen, der Qual ein Ende zu setzen. Sport ist tatsächlich Mord, also überlassen wir das lieber den Masochisten.

Der hier etwas negativ geschilderte Laufanfang ist absolut kein Einzelfall, sondern überall anzutreffen. Varianten mit dem Rad oder mit Inline-Skates sind identisch. Dies ist das Resultat mangelnder Kenntnis von Stoffwechselvorgängen und von Fettverbrennung.

## Nepper, Schlepper, Bauernfänger

Leider gibt es auch eine ganze Reihe dubioser Angebote, die jeglicher wissenschaftlicher Grundlage entbehren. Dazu einige Beispiele:

- «7 Kilo in 7 Tagen. Die Brausetabletten enthalten Faserextrakt aus der Schale von Schalentieren, das das Fett aufsaugt wie ein Schwamm. Bestehende Fettpolster werden abgebaut.»
- «13 Kilo sind schon weg, dank dem Bio-Schlank-Chip. Einfach auf den Arm kleben und abnehmen!»
- «Neuer Fettkiller sorgt für Aufsehen, die Kombination Tee und Pflanzenpastillen.»

Meist werden solche Angebote mit Gewichtsangaben und mit Fotos von angeblichen Kunden versehen, die es geschafft haben. Wann immer solche Angebote von seriösen Testinstituten geprüft wurden, entpuppten sie sich als Flop.

## Meine eigenen Erfahrungen *von Ole Peterson*

Meine Jugend verlief gänzlich unsportlich. Mit Horror nur denke ich an den Schulsport zurück. Wir machten öfters ein so genanntes «Zirkeltraining» in der Sporthalle, bei dem möglichst viele Punkte gesammelt werden mussten. Unaufgewärmt und mit vielen Pausen dazwischen mussten wir auf dem Bauch liegend einen sehr schweren Medizinball aus einer bestimmten Distanz möglichst oft an die Wand werfen. Oder in zwei Minuten so oft über eine Sitzbank springen, wie wir konnten. Wer nicht eine bestimmte Punktzahl erreichte, galt als «Flasche», egal, ob der Rücken weh tat oder wie es ihm sonst ging.

Auch während meines Studiums galt mein Interesse nicht dem Sport, sondern der Düsseldorfer Altstadt und den Studienkolleginnen. Vom 20. bis zum 30. Lebensjahr hatte ich den so genannten Genussmitteltriathlon zum Hobby. Eine sehr ungesunde Kombination aus 40 Zigaretten, viel Junk-Food und abends Rotwein – und das täglich. Meine Figur sah entsprechend aus. Ich fühlte mich in dieser Zeit mit dem «Pirelli» um den Bauch sehr unwohl. Aber noch schlimmer war das permanente Gefühl, mit der Arbeit «hintendran zu sein». Geist und Körper schaukelten sich gegenseitig ins Negative. Kurzum: Ich trat auf der Stelle, der Leidensdruck wurde immer grösser – so konnte es nicht weitergehen. Was war nahe liegender, als in das nächste Fitnesscenter zu gehen? Ich löste ein Jahresabonnement und mein erklärtes Ziel war: «Der Speck muss weg – Erfolg muss her!» Unter fachkundiger Anleitung begann ich mein Trainingsprogramm an den Geräten. Damit der Bauchspeck gleich «richtig eins auf die Mütze kriegt», machte ich extra viele Bauchübungen. Nach drei bis vier Monaten hatte ich das Gefühl, dass ich meinem Ziel nicht viel näher kam, obwohl ich recht fleissig, teils drei- bis viermal pro Woche, trainierte. Ich fühlte mich zwar etwas besser als vorher, aber zum Jubeln war das Wohlbefinden keineswegs. Das Figürliche stimmte gar nicht und das Nachmessen des Bauchumfanges bestätigte meine Vermutungen: Ich hatte sogar 6 cm Bauchumfang zugelegt!

Was war passiert?

Durch das Krafttraining hatte ich sehr wohl die Bauchmuskeln angesprochen – und die reagierten mit Wachstum auf das Training. Das über der Bauchmuskulatur liegende Fett war nach wie vor präsent. Die Muskeln drückten nun das Fett noch mehr nach aussen und beim Blick in den Spiegel wurde der Frust grösser und grösser. Obwohl ich im Anschluss an jedes Krafttraining noch etwa 30 Minuten recht intensiv auf dem Fahrradergometer strampelte, stellte sich keine Besserung ein. Animiert durch einen Bekannten wollte ich es nun mit dem Joggen versuchen. Nach dem gescheiterten Versuch im Fitnesscenter kramte ich meine alten Tennisschuhe vom Dachboden und rannte los, so schnell ich konnte. Mein erstes Ziel war der Gipfel des Bachtels, einer Erhebung von 1110 m Höhe im Zürcher Oberland. Mangels Fitness sollte ich nicht weit kommen, bereits nach wenigen hundert Metern Bergaufrennens ging mir die Puste aus. Nach einer kurzen Gehpause versuchte ich es nochmals und bekam nach kurzer Zeit Seitenstechen. Ich wollte es nicht wahrhaben und konnte nicht verstehen, weshalb das einfach nicht ging. Ich startete noch mehrere Versuche in den nächsten Wochen, stiess jedoch immer wieder auf das gleiche Problem: Was ich meinte, können zu müssen, konnte ich gar nicht! Nach meinen Joggingeinheiten fühlte ich mich stets ziemlich fertig und Knie sowie Beine schmerzten. Erst Monate später wurde ich durch einen Sportmediziner mit einer gesunden und effektiven Trainingsform vertraut gemacht. Ich machte einen Herz-Kreislauftest (wie hier im Buch beschrieben) und ging (joggen war zunächst nicht drin) nach den ermittelten Vorgaben zwei- bis dreimal in der Woche für jeweils 40 bis 50 Minuten. Es dauerte genau neun Monate, bis ich den Gürtel um die drei Löcher (das sind 9 cm!) enger schnallen konnte, die ich mir damals insgeheim als Ziel gesetzt hatte.

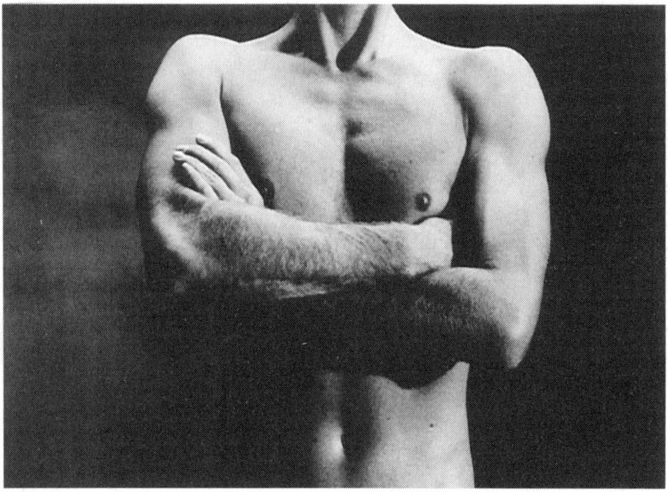

Meine körperliche Wandlung vollzog sich zeitgleich mit der Veränderung meiner geistigen Haltung: von einer Zeit des Frustes und der Leere zu einer Zeit der Energie und des erfüllten Schaffens. In diese Zeit fällt die Verwirklichung zweier Geschäftsideen, das Aufstellen zweier Rekorde im Ultra-Triathlon und das Schreiben mehrerer Publikationen.

Nachdem ich am eigenen Leibe erlebt hatte, wie durch das «Gewusst-Wie» sich die Erfolge quasi von selbst einstellten, und ich auf der anderen Seite immer wieder auf Leidensgenossen traf, die enorm viel Zeit verschwendeten mit Massnahmen, die wirkungslos «verpufften», beschloss ich, meine ganze Energie in die Aufklärung und Verbreitung dieses gesundheitsfördernden Programms zu stecken. Viele meiner Träume habe ich mir mehr als erfüllt – heute schöpfe ich sehr viel Motivation und Befriedigung daraus, anderen Menschen bei der Erfüllung ihrer gesundheitlichen Ziele und Träume zu helfen.

**Fett verbrennende Fakten:**

- ☐ **Diäten führen meist zu mehr Fett, Sport wird in der Regel zu intensiv betrieben.**

# Kapitel 4

# Wie es geht

Wenn also die Lösung nicht in Diäten und Fasten liegt, wie sieht dann die Lösung aus, wenn wir Körperfett loswerden und die aktive Muskelmasse behalten wollen?

Nun, wir haben es schon angedeutet, Sie haben nur eine Chance, das Fett zu besiegen:

Sie müssen es verbrennen!

Sie müssen Ihren Stoffwechsel über Bewegung ankurbeln, um

- Depotfett zu verbrennen und
- Ihre körpereigenen Hunger- und Sättigungsgefühle wiederzuerlangen.

Die Bewegung dazu nennen wir «Fettmobilisations-Training» oder auch kurz **FM-Training.**

## Energiekette und Stoffwechsel

Damit Sie die jeweiligen Massnahmen des «burn FETT statt burnout»-Programms nachvollziehen können, ist es nötig, dass wir uns zunächst mit der Energiekette und dann mit den Stoffwechselvorgängen im Körper bei verschiedenen Bewegungsintensitäten auseinander setzen. Dies ist zwar eigentlich recht trockener Stoff aus der Physiologie, aber beim näheren Betrachten ist es spannend, was in unserem Körper so alles passiert. Um das Ganze noch anschaulicher zu machen, möchten wir einen Vergleich zum Automobil anstellen:

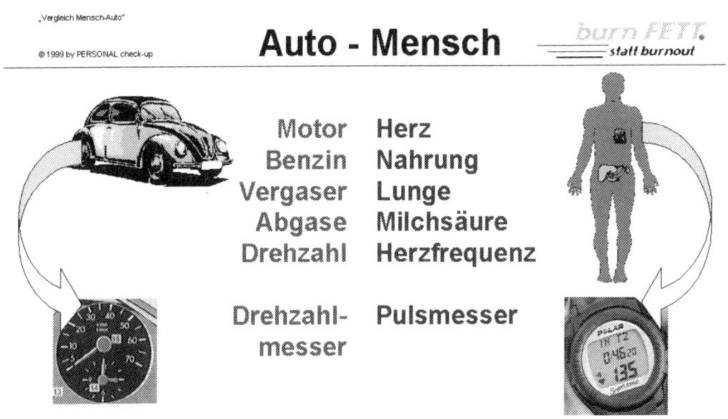
„Vergleich Mensch-Auto"
© 1999 by PERSONAL check-up
Auto - Mensch
burn FETT statt burnout
Motor Herz
Benzin Nahrung
Vergaser Lunge
Abgase Milchsäure
Drehzahl Herzfrequenz
Drehzahl-messer Pulsmesser

## Energiekette

Eine physikalische Leistung erfordert Energie. Zur Energieproduktion wird Treibstoff gebraucht, der mithilfe von Sauerstoff verarbeitet (bzw. oxydativ verarbeitet = verbrannt) wird. Um den benötigten Sauerstoff vom Aufnahmeort (Lunge) in die Muskelzelle (Energiefabrik und Arbeitsort) zu transportieren, muss ein Pumpsystem vorhanden sein. Diese Funktion übernimmt das Herz-Kreislauf-System mit dem Herzen als Pumpe und den Arterien (vom Herzen wegführende Blutgefässe) und den Venen (zum Herzen zurückführende Blutgefässe). Muss oder will der Körper eine grössere Leistung erbringen, steigt der Energiebedarf an. Um diesen Energiebedarf zu decken, wird mehr Treibstoff umgesetzt (höheres Tempo beim Autofahren äussert sich in einem erhöhten Benzinverbrauch). Damit aber diese grössere Treibstoffmenge auch verarbeitet werden kann, ist mehr Sauerstoff erforderlich. Durch eine gesteigerte Pumpleistung des Herz-Kreislauf-Systems (schnelleres Pumpen) wird die grössere Transportleistung erreicht. Praktisch ist das am höheren Puls spürbar. Daher ist der Puls auch die sinnvollste Messgrösse, um die Bewegungsintensität zu steuern.

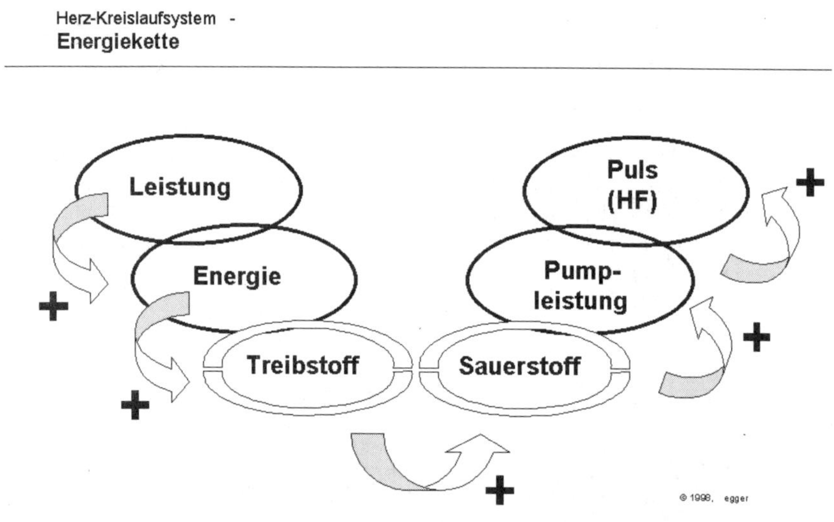


## Der Stoffwechsel

Schauen wir uns nun unseren Treibstoff und die Verbrennung in der Muskelzelle etwas näher an:

Anmerkung: Bei den angegebenen Pulswerten in der Grafik (y-Achse) handelt es sich um fiktive Pulswerte, Ihre Werte sind individuell und müssen durch eines der später genannten Testverfahren ermittelt werden.

## Stoffwechsel

burn FETT® statt burnout

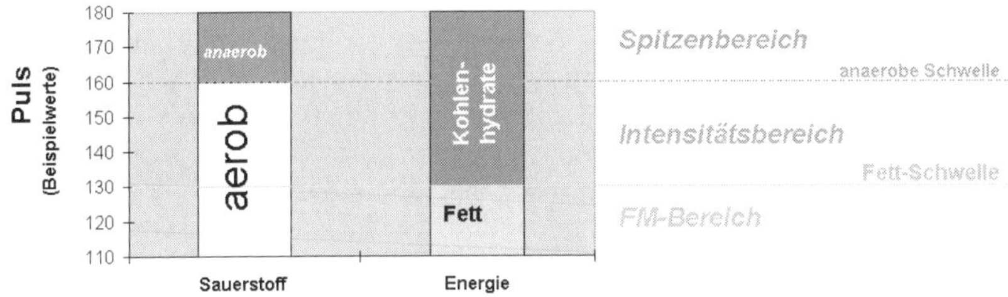


**Sauerstoff**
Wenn Sie sich zunächst auf die linke Säule der Grafik konzentrieren, sehen Sie dort zwei Zustände des Stoffwechsels in Bezug auf den Sauerstoff.

Aerob = mit Sauerstoff, d.h., die Leistungsbereitstellung erfolgt mit ausreichender Sauerstoffversorgung in der Arbeitsmuskulatur.

Anaerob = ohne (ausreichend) Sauerstoff, d.h., bei steigender Leistung vermag die Arbeitsmuskulatur nicht mehr ausreic+hend Sauerstoffmoleküle aufzunehmen.

Im aeroben Bereich wird die benötigte Energie in einem Verbrennungsprozess produziert. Dabei werden abhängig von der Belastung Fettsäuren und/oder Kohlenhydrate (Zucker) mithilfe von Sauerstoff zu Wasser und Kohlendioxyid verbrannt (vergleichbar mit dem Verbrennungsmotor, dort entsprechend Benzin und Sauerstoff). Als «Abfallprodukt» des Verbrennungsprozesses fallen kleine Mengen an Milchsäure/Laktat an (ähnlich der Schadstoffe beim Benzinmotor), die im aeroben Bereich vom Körper problemlos abgebaut werden können. Je höher die momentan erbrachte Leistung ist, desto höher ist der Verbrauch an Treibstoff und damit auch an Sauerstoff.

Der Mensch kann nun seine Geschwindigkeit so lange steigern, bis die Sauerstoffaufnahme-Kapazität der Muskulatur erschöpft ist (= anaerobe Schwelle).

Nun kann er aber noch weiter die Leistung steigern und auf ein zweites Stoffwechselsystem «umschalten», ähnlich wie eine Art Turbolader zünden. Dabei wird weitere Energie mithilfe eines Systems erzeugt, das nicht auf dem ökonomischen Verbrennungsprinzip beruht. Mit dem anaeroben (= ohne Sauerstoff) Stoffwechsel kann diese zusätzliche Energie bereitgestellt werden. Jetzt wird aber der Energie liefernde Zucker nicht mehr verbrannt (wie beim Automotor), sondern vergärt (wie saurer Most) und es entsteht überproportional viel Milchsäure (Laktat), so dass diese nicht mehr abgebaut werden kann. Bei anhaltend hoher Leistung auf diesem Niveau bricht der Stoffwechsel unter dieser «Übersäuerung» zusammen. Erinnern Sie sich an das Beispiel aus dem vorherigen Kapitel (der typische Laufanfang):

Bereits ab der ersten Strassenecke «bedient» sich der Fitnesswillige des anaeroben Stoffwechsels. Das geht einige Minuten gut, bis der Körper selber «drosselt» – unser Laufanfänger hat das Gefühl, nicht genügend Luft zu bekommen, und muss daher langsamer laufen. Kaum hat er sich etwas erholt, wird wieder Gas gegeben. Es wird sich wieder einige Minuten des anaeroben Stoffwechsels bedient, bis die Kapazitäten dieses Systems erschöpft sind. Je nach «Leidensfähigkeit» (und die ist bei einigen Personen sehr ausgeprägt) dauert dies etwa 2 bis 15 Minuten. Anschliessend muss wieder zum aeroben System gewechselt werden. Dieses Hin und Her ober- und unterhalb der anaeroben Schwelle ist sehr typisch für jemanden mit leichtem bis starkem Übergewicht. Er oder sie hat nach kurzer Verschnaufpause das Gefühl, «es geht wieder», dann wird das Tempo wieder gesteigert, um kurz darauf festzustellen: «... jetzt geht nichts mehr». Eine solche wechselhafte Belastung ist nicht geeignet, um dem Körper einen gesunden Trainingsreiz zu verschaffen – geschweige denn, dass Körperfett verbrannt wird.

Nun ist der Unterschied zwischen aerobem und anaerobem Stoffwechsel gar nicht so relevant für das Thema Fettverbrennung. Jahrelang hat man nur den Unterschied aerob/anaerob kommuniziert, so dass viele Leute meinten:

aerob = gut = Sauerstoffüberschuss = Fettverbrennung.

Das ist aber weit gefehlt und stimmt so gar nicht!

## Energie

Wenn Sie jetzt die rechte Säule der Grafik betrachten, sehen Sie dort die zwei Zustände des Stoffwechsels in Bezug auf den benutzten «Brennstoff»: Kohlenhydrat- und Fettstoffwechsel. Die zweite, sehr wichtige Unterteilung, die wir machen müssen, beschäftigt sich mit der Frage der Energiegewinnnung, d.h.: «Was wird als Energiequelle genutzt?» Die zwei wesentlichen Energieträger in unserem Körper sind die Kohlenhydrate und die Fette. Dabei geht es nicht um das, was wir gerade gegessen haben, sondern um die Speicherformen dieser Energieträger (Depotfett und Glykogen). Genau wie die «anaerobe Schwelle» bei der Sauerstoffversorgung, so gibt es auch bei der Energieversorgung eine Schwelle/Grenze, wo der Körper von primär Fettverbrennung auf hauptsächlich Kohlenhydratverbrennung «umschaltet». Diese Grenze nennen wir «Fettschwelle». Unterhalb dieser Schwelle benutzen wir primär Fette und oberhalb der Fettschwelle primär Kohlenhydrate zur Energiegewinnung. Die Fettschwelle ist für das FM-Training von grösster Bedeutung und weitaus wichtiger als die anaerobe Schwelle. Auch liegt die Fettschwelle pulsmässig betrachtet sehr viel niedriger als die anaerobe Schwelle.

Da beide Systeme, Sauerstoff und Energie, parallel laufen, ergeben sich physiologisch gesehen drei Stoffwechsellagen, die Energie liefern, damit wir uns bewegen können (vergleiche Grafik «Stoffwechsel»):

ein *unterer* Bereich (**FM-Bereich**), in dem Depotfette mit ausreichend Sauerstoff in der Muskulatur verbrannt werden,

ein *mittlerer* Bereich (**Intensitätsbereich**), in dem primär Kohlenhydrate mit ausreichend Sauerstoff verbrannt werden, und

ein *oberer* Bereich (**Spitzenbereich**), in dem Kohlenhydrate unter Sauerstoffschuld vergärt werden.

## Der Fettmobilisations-(FM)-Bereich

Der «untere» Bereich unseres Stoffwechselmodells. Wir nennen die Bewegung in diesem Pulsbereich «Fettmobilisations- bzw. FM-Training».

Wie aus der Grafik «Stoffwechsel» ersichtlich ist, arbeitet der Körper mit ausreichender Sauerstoffversorgung in der Muskulatur (aerob) und bedient sich als Energiequelle primär der Fette!

Ja, in diesem Pulsbereich wird bei gleichmässiger Ausdauerbelastung Depotfett verbrannt, und zwar so viel, dass Sie nach einigen Wochen Bewegung gekoppelt mit entsprechenden Ernährungsmassnahmen (siehe Kapitel «Ernährung») wirklich eine Veränderung feststellen können. Die Bewegung unterhalb der Fettschwelle wird aber erst dann zum *echten* Fettstoffwechseltraining, wenn sie entsprechend lang und nüchtern durchgeführt wird (eine konkrete Anleitung dazu finden Sie im Kapitel «Bewegung»).

Bewegung in dem Fettmobilisations-Bereich hat neben dem effektiven Fettverbrennen auch noch andere positive Effekte:

### Herz-Kreislauf-System

In diesem Bereich wird zusätzlich Ihr Herz-Kreislauf-System am effektivsten *trainiert* und *vorbereitet* auf zukünftige Belastungen. Nicht umsonst lässt man Patienten nach einem Herzinfarkt genau in diesem Bereich das Training zur Rehabilitation abwickeln.

### Stress und Burnout

Durch regelmässiges FM-Training schüttet Ihr Körper bei gleicher Stressbelastung weniger Stresshormone aus. Die nachfolgende Kettenreaktion hat geringere Ausmasse. Sie erinnern sich: zwei Fliegen mit einer Klappe.

### Immunsystem

Haben die Stressreaktionen Ihres Körpers geringeres Ausmass, bleiben Ihre Abwehrkräfte erhalten bzw. werden sogar gestärkt. Außer einer besseren Infektabwehr gegen äussere Infektionskeime (Erkältung, Grippe, Lungenentzündungen usw.) wird auch die Abwehr gegen körpereigene, veränderte Zellen, welche permanent entstehen, effektiver.

## Der Intensitätsbereich

Der «mittlere» Bereich unseres Stoffwechselmodells. Wir nennen ihn auch den «Wohlfühlbereich».

Während die Sauerstoffversorgung immer noch ausreichend ist, bedient sich der Körper nun primär der Kohlenhydrate als Energiequelle. Es werden auch etwas Fette verbrannt, jedoch ist die Menge zu gering, als dass Sie jemals etwas an Ihrer Figur merken würden.

Der Grossteil aller «Abnehm»- und «Figur»-Sportler sowie Laufeinsteiger – falls diese ohne Pulsvorgaben trainieren – befindet sich im Intensitätsbereich. Ebenfalls finden hier die meisten Spielsportarten statt (siehe Pulskurve Tennisspieler).

Wir sprechen beim mittleren Intensitätsbereich auch vom «Wohlfühltempo», da Sie ohne grosse Anstrengung Ihren Kreislauf auf diesen Puls bringen können. Sie haben in diesem Bereich auch nicht das Gefühl, sich zu überlasten. **Nur leider wird kein bzw. kaum Fett verbrannt**, wie das im FM-Bereich der Fall ist. Herz-Kreislauf- und Immunsystem werden bereits *be*lastet und nicht selten tritt auch eine psychische Ermüdung auf. Natürlich schaffen Sie sich zu den meist psychischen Reizen des Arbeitstages einen physischen Ausgleich, aber mit Fettverbrennung hat das nichts zu tun.

## Der Spitzenbereich

Der «obere» Bereich unseres Stoffwechselmodells. In unserem höchsten Leistungsbereich «vergären» wir die Kohlenhydrate und gehen eine Sauerstoffschuld ein. Wir halten das einige Sekunden bis wenige Minuten aus. Ein 100-m-Lauf findet ausschliesslich im Spitzenbereich statt. Das Training oberhalb der anaeroben Schwelle ist für einen Sprinter der Leichtathletik absolut notwendig. Für einen Übergewichtigen und für Untrainierte ist ein Bewegungstraining in diesem Bereich nicht sinnvoll und unter Umständen sogar gesundheitsschädigend. Und sehr wichtig: **Von Fettverbrennung keine Spur.**

# FM-Puls, eine Gradwanderung?

Somit steht fest: wenn bewegen, dann im FM-Bereich! Nur ist das gar nicht so einfach, denn die Fettverbrennung findet nur in der engen Bandbreite des «FM-Pulses» statt. Sind wir nur etwas schneller unterwegs, was für jeden von uns *ohne* grosse Anstrengung möglich ist, dann befinden wir uns im «mittleren» oder sogar im «oberen» Drehzahlbereich und erreichen unser Ziel Fettverbrennung nicht. Unterhalb des FM-Pulses ist die Bewegung zu gering, um einen Effekt zu erzielen.

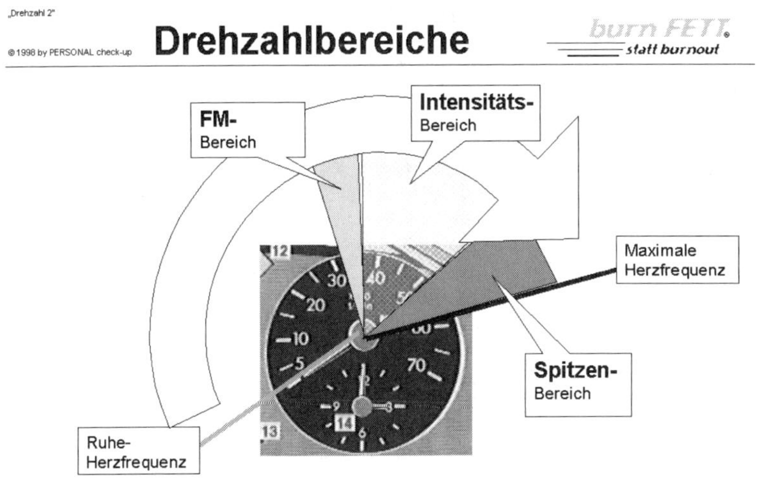


Von unserer gesamten Drehzahlbandbreite (Ruhepuls bis Maximalpuls) erzielen wir also nur in einem verhältnismässig kleinen Bereich einen grossen Fett verbrennenden Effekt. Dazu ein Beispiel: Mein Ruhepuls liegt bei etwa 55 Schlägen pro Minute, mein Maximalpuls ist etwa 180, somit beträgt meine Bandbreite 125 Schläge. Meine Pulswerte für die Fettverbrennung betragen gemäss medizinischem Test 105 bis 125 und somit gerade mal 16% der gesamten Bandbreite. Ausserhalb dieses engen Bereiches erziele ich nur einen Bruchteil der Effekte. Es gilt also: Auf die für Sie richtige Drehzahl kommt es an!

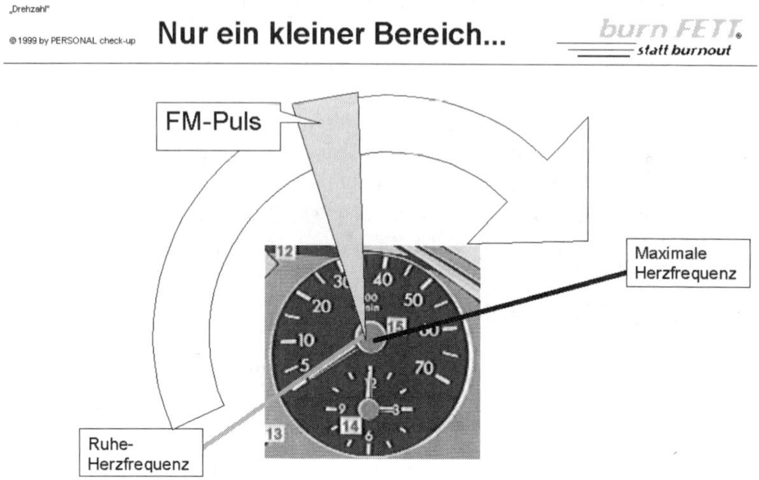


# Faustformeln & Co.

Wo hoch ist nun Ihr FM-Puls? Dies ist sicher die zentrale Frage für unser Thema Fettverbrennung. Als Erstes: Mit den vorher genannten Pulswerten (siehe auch Grafik Stoffwechsel) können Sie nicht arbeiten, denn das sind *meine* Pulswerte.

Nun haben Sie sicher auch schon mal von Faustformeln gehört oder Tabellen gesehen, die Pulswerte je nach Alter enthalten.

Ich möchte Ihnen mit einem Beispiel zeigen, wie unsinnig diese sind. In der folgenden Tabelle sind die Daten von nur 13 Personen, die einen Maximalpuls-Test absolvierten, den Berechnungen mit einer der gebräuchlichsten Faustformeln «220 minus Lebensalter sei die maximale Herzfrequenz» gegenübergestellt.

| Name | Alter | Max. HF nach Formel | Max. HF effektiv | Differenz |
|---|---|---|---|---|
| BÜPA | 27 | 193 | 206 | 13 |
| DHJE | 25 | 195 | 193 | - 2 |
| ISRA | 24 | 196 | 194 | - 2 |
| JUMI | 25 | 195 | 188 | - 7 |
| LUSI | 24 | 196 | 200 | 4 |
| DELA | 24 | 196 | 187 | - 9 |
| OBRE | 24 | 196 | 186 | -10 |
| SCPA | 24 | 196 | 196 | 0 |
| STJA | 24 | 196 | 206 | 10 |

| Name | Alter | Max. HF nach Formel | Max. HF effektiv | Differenz |
|---|---|---|---|---|
| STJA | 26 | 194 | 194 | 0 |
| TADO | 24 | 196 | 211 | 15 |
| ZENI | 27 | 193 | 217 | 24 |
| ZIPI | 27 | 193 | 203 | 10 |

*LMT, Daniel Zwyssig*

Von 13 Personen stimmte nur bei zweien (15%) die theoretische maximale Herzfrequenz genau überein, bei weiteren 5 Personen (38%) war die Abweichung kleiner als 10 Schläge. Bei 6 Teilnehmern (46%) betrug die Abweichung 10 oder mehr Schläge, die grösste Abweichung lag bei 24 Schlägen! Interessant ist jedoch, dass der Mittelwert der 13 Personen nur gerade 3,5 Schläge (1,8%) höher war als die vorgegebene Faustformel.

Für effektive Fettverbrennung sind Faustformeln und Tabellen **nicht** geeignet, da sie nur einen rechnerischen Durchschnitt präsentieren. Die individuellen Abweichungen können, wie auch das Beispiel belegt, zum Teil erheblich sein.

## Warum ist das nun so?

Beim Blick in den Spiegel wird deutlich, dass jeder Mensch ein Individuum ist – auch Sie sind einmalig!

Daher gilt: Herz ist *nicht* gleich Herz und Kreislauf ist *nicht* gleich Kreislauf.

Wir haben zwar alle eine Nase, zwei Augen, einen Mund usw. und dennoch finden wir unter Millionen von Menschen nicht zwei, die gleich aussehen. Wenn dann noch Bewegung hinzukommt (z.B. das Gesicht mit Mimik), dann sind selbst eineiige Zwillinge sofort auseinander zu halten. Diese Tatsache trifft nicht nur auf unser Äusseres zu, sondern auch auf die Zellen im Inneren des Körpers. Wir sind zwar alle mit einem Herz, einer Lunge, mit Blutbahnen usw. ausgestattet, doch auch was diese Organe betrifft, ist jeder Mensch ein Unikat.

Spätestens wenn wir uns dieses System in Aktion betrachten, wird deutlich, wie gross hier die Unterschiede sein können.

Es gilt also: Sie haben Ihren Kreislauf und andere Personen haben ein anderes Herz-Kreislauf-Verhalten. Ein effektives und Zeit sparendes Fettverbrennungsprogramm muss diese Individualität eines jeden Einzelnen berücksichtigen. Ein weiteres Problem von Faustformeln und Pauschalregeln ist, dass sie die Veränderungen des Fitnesszustandes unbeachtet lassen. Doch gerade eine übergewichtige bzw. untrainierte Person erfährt in den ersten fünf bis zwölf Monaten eine grosse Veränderung des gesamten Stoffwechsels, so dass sich die Pulswerte enorm verändern können.

Immer wieder wird in Lifestyle-Magazinen und von selbst erkorenen Fitnessgurus für die Fettverbrennung mit Faustformeln gearbeitet, wie z. B.

- Maximalpuls = 220 minus Lebensalter
  Dass dies überhaupt nicht stimmt, haben wir bereits bewiesen.

- Genereller Trainingspuls ist 140
  Diese Empfehlung ist genauso daneben wie die Bewegungskampagne der 60er-Jahre «Trimming 130»

- «... laufen Sie im Sauerstoffüberschussbereich (aerob), mit Laktatwert 4» (Laktat = Milchsäure)
  Aerob ist wie Sie bereits wissen nur die halbe Wahrheit, denn der mittlere Intensitätsbereich ist sicher aerob, nur leider wird kaum Fett verbrannt. Auch ein Laktatwert von 4 (mmol/L) ist sicher kein optimaler Fettverbrennungsbereich.

- «... man sollte sich noch unterhalten können»
  Gerade dieses Wohlfühltempo ist sehr trügerisch und verleitet zum Training im mittleren Pulsbereich, d. h. es werden primär Kohlenhydrate verbrannt.

Dazu der Sportmediziner Dieter Lagerstrøm:

*Die alte Trainingsregel Puls gleich 180 minus Lebensalter ist absurd und meist nicht zutreffend, das wäre ungefähr so, als würde im Kaufhaus nur noch Schuhgrösse 45 verkauft.*

Und ein Spezialist der Universität Zürich:

*Um die Herzfrequenz zu bestimmen, sollte ein Test durchgeführt werden. Nur so kann der optimale Bereich exakt bestimmt werden. Näherungswerte unter Einbezug von Alter und maximaler Herzfrequenz sind unzuverlässig.*

Mit immer komplizierteren Formeln («in» ist zur Zeit: Ruhepuls + (220 – Alter – Ruhepuls) x 0,7) wird versucht, eine individuelle Analyse zu umgehen. Aber seien Sie sicher, wer die Mühe scheut, Sie als Individuum ernst zu nehmen, meint es auch nicht ernst mit Ihnen.

Das Traurige an der ganzen Geschichte: Irregeführt durch die Pauschalempfehlungen und Faustformeln erreichen gut 2/3 der Fitnesswilligen ihre Ziele *nicht*.

Nun – dies wird Ihnen nicht passieren, denn das «burn FETT statt burnout»-Programm beinhaltet das Ermitteln *Ihrer* individuellen Pulswerte!

## Ihr persönlicher Fettmobilisations-Puls

Wie wir Ihren FM-Puls durch einen geeigneten Test ermitteln, besprechen wir im Kapitel «Bewegung», doch zuvor werden wir noch etwas ganz Wichtiges tun:

Ihr figürliches Ziel definieren!

**Fett verbrennende Fakten:**

- ☐ **Depotfett kann mittels Bewegung *verbrannt* werden.**
- ☐ **Die Intensität für eine optimale Fettverbrennung ist sehr individuell und wird durch einen Test bestimmt. Nur so können Sie sicher sein, auch wirklich Fett zu verbrennen.**

# Kapitel 5

# Ihr Ziel

## Killergründe

Bevor wir ein motivierendes Ziel für Sie finden, schauen wir uns die Gründe an, warum es nicht funktionieren könnte:

**«Ich habe keine Zeit für Bewegung oder Training.»** – Sie sind bisher auch dem Irrtum erlegen, dass Sie sich stundenlang abrackern müssen, um erfolgreich Fett abzubauen. Mit dem «burn FETT statt burnout»-Programm steht Ihnen das vermutlich zeitsparendste Massnahmenpaket zur Verfügung. Durch geschicktes Ausnutzen der Physiologiegrundlagen wird es Ihnen möglich, mit wenig Zeiteinsatz viel Fett zu verbrennen. Lassen Sie sich also nicht irreführen, zwei bis drei Stunden sind ausreichend, um nach einigen Wochen bereits einen positiven Effekt zu erzielen.

**«Ich bin viel zu untrainiert, bereits nach wenigen Minuten Bewegung bin ich fix & foxi.»** – Das ist völlig normal, denn niemand ist mit Kondition und Ausdauer auf die Welt gekommen, Sportler haben sich diese antrainiert und das können Sie auch. Extrem wichtig ist gerade am Anfang die Steuerung Ihres Pulses, wie es im Kapitel «Bewegung» beschrieben wird. Sie werden sich wundern, wie wenig anstrengend ein gutes und wirkungsvolles FM-Training in Wirklichkeit ist.

**«Ich bin viel zu dick und fett für Bewegung.»** – Gerade deshalb fangen wir mit *langsamer* Bewegung an, da es unumstritten ist, dass eine langfristig stabile und gesunde Gewichtsreduktion nur mit mässiger Bewegung zu erreichen ist. Dazu der Sportmediziner:

*Langsam, lange und regelmässig – tu etwas, aber habe immer das Gefühl, zu wenig getan zu haben.*

**«Ich bin zu alt.»** – «Menschen werden nicht alt, weil sie eine Anzahl Jahre leben, sondern weil sie ihre Ideale aufgeben« – soweit die neuzeitliche Philosophie zu dem Thema. Rein medizinisch gesehen gibt es keinen Grund, warum Sie sich nicht auch im höheren Alter regelmässig bewegen sollten. Im letzten Lebensdrittel ist aufgrund des voranschreitenden Alterungsprozesses und der damit einhergehenden Verlangsamung des Stoffwechsels unbedingt die hier vorgestellte Bewegungsmethode zu empfehlen.

**«Ich habe Probleme mit meinem Fahrgestell (Knie, Füsse, Hüfte etc.).»** – Auch das ist normal, denn mehr als 60% der Bevölkerung leiden unter Fehlstellung und anderen orthopädischen Problemen. Bei dem von uns propagierten ruhigen und gleichmässigen FM-Training ist nahezu keine Belastung zu verzeichnen.

Der menschliche Körper ist offensichtlich ein Gebilde, welches eher einen «Standschaden» erleidet, als dass es durch zu viel Bewegung überlastet wird. Auf alle Fälle hat unsere Lebensweise, zumindest in der so genannten entwickelten ersten Welt, dazu geführt, dass ungleich mehr Menschen an den Folgen eines Standschadens leiden, als dass sie wegen körperlicher Hyperaktivität verglüht sind. Übergewicht kann als verlässliches Mass für den Spielstand im «Match» Kalorienzufuhr gegen körperliche Bewegung herangezogen werden. Helfen Sie dem Verlierer dieses Matchs, nämlich Ihnen, durch das «burn FETT statt burnout»-Programm auf die Sprünge.

Der durch Rückenschmerzen gebeutelte Bewegungsapparat dankt es Ihnen.

Die Knie und Hüften meckern nicht mehr gleich bei jeder Treppe. Gleichzeitig verschiebt sich das Verhältnis Fett/Muskulatur zugunsten der Muskulatur. Ihr Bewegungsapparat hat zunehmend mehr aktive Transportsubstanz zur Verfügung und muss noch weniger Ballast herumwuchten. Über die Veränderung des Verhältnisses Muskulatur/Fett hinaus wird der übrige Bewegungsapparat mit den Knochen, Sehnen, dem Knorpel- und Stützgewebe gestärkt und leistungsfähiger.

Bei anfänglichen Schmerzen suchen Sie sich einen Arzt, der sich selbst auch regelmässig bewegt und Ihnen als Vorbild dienen kann, der wird Sie verstehen und Ihnen wirklich helfen, wenn Sie ihm Ihr Vorhaben schildern.

Weitere Lösungsansätze zum schmerzfreien Laufen finden Sie auch im Kapitel «Material & Orthopädie» unseres Buches MARATHON.

**«Das ‹burn FETT statt burnout›-Programm ist ja schön und gut, aber das schaffe ich nie.»** – Sie können es ja gar nicht wissen, bevor Sie es nicht probiert haben! Die Grenzen setzen wir uns im Kopf und meist sind viel grössere Veränderungen möglich, als wir vermuten.

Es wird noch Hunderte von Einwänden und Bedenken geben, um dem vorgestellten Programm mit Skepsis entgegenzutreten.

## Killer-Modul

Ich nenne es das «**Killer-Modul**» in unserem Hirn. Es wird immer dann aktiv, wenn wir eine gute Idee haben oder uns einen Traum erfüllen wollen, der tief in unserer innersten Gefühlswelt verborgen ist. Sicher ist es Ihnen auch schon einmal passiert, dass Sie einen Geistesblitz hatten, für Millisekunden stellte sich ein tolles Gefühl ein, das kurz darauf wieder verschwindet, weil sich alle möglichen «Wenn und Aber» in Ihrem Gehirn breit machen.

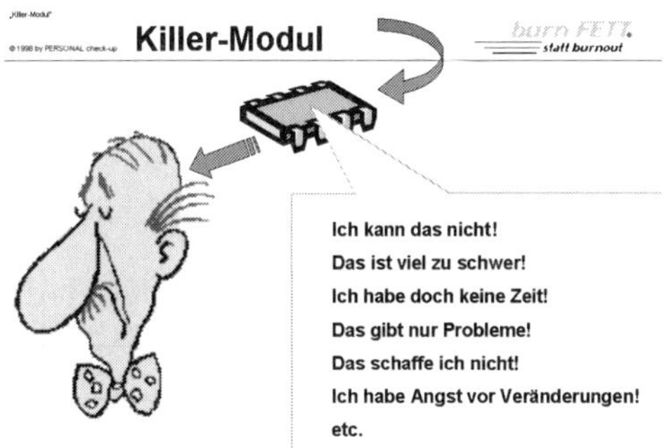


Das Killer-Modul ist sehr kreativ und hat nur eine Aufgabe: Sie davon abzuhalten, etwas zu tun. Es beschäftigt Sie so lange mit den Risiken, mit den Pros und Kontras und mit den negativen Erfahrungen, die Sie bereits machten, bis Sie die Idee in Ihrem Hirn begraben. Da diese Vorgänge sich unbewusst und innerhalb von Millisekunden abspielen, haben wir nur eine geringe Chance, diese zu beeinflussen. Gerade deshalb ist Ihre persönliche und verpflichtende Zielsetzung so wichtig.

## Winner-Modul

Unsere Gedanken von *heute* sind unsere Handlungen von *morgen*. Wenn wir aber das Killer-Modul nicht abschalten können und nicht nur negativ gepolt durch das Leben gehen wollen, dann haben wir nur die Möglichkeit, so viel positive Gedanken wie möglich bewusst zu denken in der Hoffnung, dass einige davon auch in unserem Unterbewusstsein angelangen. Damit ich nicht falsch verstanden werde: Es geht mir nicht um einen gekünstelten Zweckoptimismus nach dem Motto «es wird schon werden», sondern es geht um die *Öffnung* unserer Gedankenwelt für *Möglichkeiten*, denn *möglich* ist in der Regel mehr als wir uns zu träumen wagen.

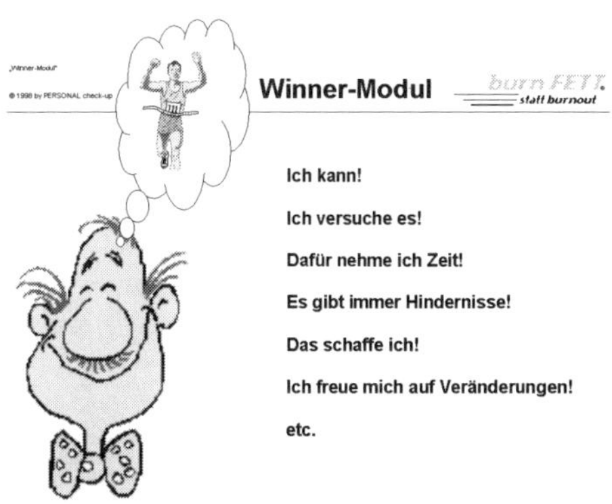
Winner-Modul
burn FETT.
statt burnout
Ich kann!
Ich versuche es!
Dafür nehme ich Zeit!
Es gibt immer Hindernisse!
Das schaffe ich!
Ich freue mich auf Veränderungen!
etc.

Seien Sie bereit für Ihren möglichen Erfolg und begraben Sie Ihre Chancen nicht gleich im Kopf!

Ich möchte Ihnen an dieser Stelle einige Beispiele präsentieren von ehemaligen Leidensgenossen und -genossinnen, die es geschafft haben:

## Jörg Maubach, Grafiker, ehemals 102 kg

«Ich möchte mich bedanken für die guten Tipps betreffend Abnehmen durch Ihr ‹burn FETT›-Training. Nachdem ich im letzten Jahr durch verschiedene Ursachen (Arbeit am Computer, zu hartes Ruderergometer-Training) zu einem Tennisarm gekommen bin (spiele aber gar kein Tennis) und mit dem Training aussetzen musste, daraufhin aber immer fetter wurde, habe ich mir einen Fahrrad-Hometrainer zugelegt und trainiere jetzt möglichst oft morgens nach dem Aufstehen unter Berücksichtigung der FM-Pulswerte. Der Erfolg kam langsam, aber stetig. Ich habe schon zwischen 8 und 10 kg abgenommen (männlich, 193 cm; vorher: 102,5 kg, jetzt 93-94 kg je nach Tagesform), ohne dafür meine Essgewohnheiten drastisch einschränken zu müssen. Ich versuche aber auch, nach 18 Uhr keine ‹grosse› Mahlzeit mehr einzunehmen, um die ‹Fastenzeit› noch etwas zu verlängern. Eine gute Sache, die im Grunde ausser der Überwindung, morgens zu trainieren (Radfahren ist langweilig, aber mithilfe des Frühstücks-Fernsehens vergeht die Zeit sehr schnell), und kleinen Einschränkungen bei der Nahrungsaufnahme keine ‹Opfer› verlangt. Ausserdem hat das frühe Training den Vorteil, dass man eine viel bessere Tageskondition und Kreislaufstabilität bekommt.»

«Also, nochmals vielen Dank für die Tipps, ich gebe Ihr System gerne an jeden weiter, der mich fragt: ‹gell, du hast abgenommen, oder?›»

## THUN AG – Ein Unternehmen mit nunmehr schlankem Management

Mit dem Programm THUN*fit* lancierte die Geschäftsleitung ein mittelfristiges Massnahmenpaket, um die Gesundheit ihrer Mitarbeiter aktiv zu fördern.

Der Vorbildrolle des Managements voll bewusst, waren es auch die Damen und Herren der obersten Führungsebene, die den ersten Kurs «burn FETT statt burnout» im Mai 1999 belegten. Die Teilnehmer absolvierten einen SMART-Test und definierten ihr persönliches Gesundheitsziel. Unter Anleitung wurde dann ein eigener Trainingsplan erstellt.

Im Oktober, nach 5 Monaten, kam die Stunde der Wahrheit – in einem Follow-up-Seminar wurden die gleichen Werte erhoben, um festzustellen, ob wirklich Verbesserungen des Fitnesszustandes bei den Teilnehmern eingetreten sind.

Die Ergebnisse sprechen für sich. So konnte die Führungscrew allesamt ihren Körperfettanteil, einer der Risikofaktoren, um durchschnittlich 4,1% senken. Die 8 Teilnehmer bauten insgesamt 22 kg Fett ab. Eine Folge des gezielten Fettstoffwechsel-Trainings, welches nur möglich wurde, weil die individuellen Belastungswerte via Test ermittelt und dann mit einem Pulsmesser im Training kontrolliert wurden.

Im Herbst absolvierte die zweite Führungsebene der Thun AG ihren Gesundheitskurs. Die gesamte Belegschaft wird nun folgen, indem ein Projektleiter bei «PERSONAL check-up» ausgebildet wird, um die internen Gesundheitskurse vor Ort und nach Bedarf selber durchzuführen.

## Toni Ruf, Unternehmensberater, 43 Jahre

Mein Weg zum Idealgewicht – Seit meinem 30. Lebensjahr sind Beruf und Familie zu meinem zentralen Lebensinhalt geworden. Parallel dazu wurden für mich sportliche Betätigungen und körperliche Fitness immer unwichtiger. Nachdem ich im Januar 1997 meine berufliche Karriere als Management-Berater-Coach und -Trainer auf selbstständiger Basis fortsetzte, engagierte ich mich noch intensiver für meinen Job und um so weniger für meine Gesundheit.

Bei einer Teambildungsübung mit Kunden im November 1997 erlitt ich eine Rippenquetschung. Die Schmerzen zwangen mich zu einer Standortbestimmung. Dabei kam ich zu dem Schluss, dass meine Gesundheit mein grösstes Berufsrisiko ist!

Meine Lebenspartnerin nahm meine momentane Einsicht sofort auf und meldete uns beide für das Seminar «Karrierefaktor Fitness» von Dr. Hansruedi Egger und Ole Petersen an. Im Mai 1998 besuchten wir das Seminar und ich bekam den tatsächlichen Zustand meiner körperlichen Verfassung schwarz auf weiss präsentiert:

90 Kilo Körpergewicht, 26% Körperfettanteil und hoher Blutdruck!

Mit der Zielsetzung «Am 31.12.98 habe ich weniger als 84 Kilo Körpergewicht», einem neuen Pulsmeter, einem Trainingsplan und vielen neuen Ideen und Anregungen verliessen wir das Seminar mit gemischten Gefühlen. Ich konnte mir nicht vorstellen, mit 2–3 Walking-Einheiten (im FM-Pulsbereich) à 60–90 Minuten pro Woche wirkungsvoll Gewicht abzubauen. Doch ich versuchte es gemäss dem Motto: «Wenn's auch nichts nützt, so schadet es wenigstens nicht!» Zu Beginn blieb die Wirkung hinsichtlich Gewichtsverlust aus, die Erlebnisse jedoch bei meinen Walkingtouren begeisterten mich total. Frühmorgens an die frische Luft, den Tag in der Natur zu beginnen, ohne Stress und Hektik, dies wirkte auf mich völlig entspannend und ich fühlte mich nach jeder Trainingseinheit fantastisch! Nach ca. 1–2 Monaten traten dann die ersten Erfolgserlebnisse ein. 2–3 Kilo weniger, Reduktion Bauchumfang um ca. 8 cm! Beflügelt von diesen Erfolgserlebnissen begann ich auch bewusster zu essen und nach nur 4 Monaten, im September 1998, hatte ich mein Ziel erreicht. Ich hatte mehr als 6 Kilo abgenommen, mein Körperfettanteil sank unter 20% und mein Blutdruck war wieder völlig normal.

Nun passierte noch etwas – ich bekam Spass am Laufen! Das neue Ziel lautete: «Am 24. Oktober 1999 werde ich den Lausanner Marathon erfolgreich beenden, ohne dass dabei meine Familie und mein Job darunter leiden werden». Mit 70% Ausdauertraining im FM-Bereich, einem Zeitaufwand von 4–5 Stunden pro Woche und bewusster Ernährung erreichte ich das Ziel in Lausanne am 24. Oktober 1999 in 3 Stunden und 52 Minuten. Neben einem starken Erlebnis und einer grossen Zufriedenheit geniesse ich heute eine neu gewonnene Lebensqualität. Ich bin ganze 12 Kilo leichter als vor 2 Jahren, wesentlich beweglicher, belastbarer und ausgeglichener.

Ich fühle mich heute fit und gesund, habe mein Wunschgewicht erreicht und viele schöne, erholsame Stunden in der freien Natur erleben dürfen. Eines ist sicher – Fettstoffwechsel-Trainings sind fixe Termine in meiner Agenda – meiner Gesundheit zuliebe!

### Ihr Ziel?

Nun aber zu Ihnen – jetzt werden wir Ihren Erfolg gestalten und dazu als ersten Schritt Ihr ganz persönliches Ziel definieren.

## Zieldefinition

«Ein gutes Ziel muss messbar sein», lautet ein zutreffender Leitsatz im Management.

Für die Figur ist es eigentlich einfach, messbare Ziele zu definieren. Der bekannteste und gebräuchlichste Parameter ist das Gewicht. Somit könnte ein Ziel lauten:

«Ich möchte 6 kg abnehmen».

Auch ich habe mich früher täglich auf die Waage gestellt – in der Hoffnung auf ein Wunder. Dabei ist das Gewicht des Körpers nur ein Ausdruck dafür, mit welcher Kraft dieser von der Erdanziehung auf die Erde gedrückt wird. Wenn man weiter bohrt, ist es nicht die eigentliche Zahl auf der Anzeige der Waage, die uns stört, sondern die Ausmasse, die Form, der Umfang unseres Körpers.

Die täglichen Schwankungen unseres Gewichtes werden durch den Wasserhaushalt unseres Körpers verursacht. Sehr schön zu verfolgen ist das in der Sauna, wo man nach 2–3 Gängen meist 1–2 kg leichter ist als vorher; auch hier geben sich einige Personen dem Irrglauben hin, es handle sich um Fettverlust.

Bei gleicher Grösse und gleichem Gewicht können Personen recht unterschiedliche Körperformen aufweisen. Dies ist in hohem Masse abhängig vom Körperfettanteil unseres Körpers. Je mehr Fett sich unter der Haut im Bindegewebe ansammelt, um so mehr wird der Körper weicher, voluminöser und sieht «dicker» aus. So ist es möglich, dass wir über Jahre hinweg unser Gewicht stabil halten, aber dennoch ganz allmählich, fast schleichend, mehrere Zentimeter an den bekannten Problemstellen zulegen. Ein Seminarteilnehmer drückte es so aus:

«Ich habe seit 15 Jahren das gleiche Gewicht, aber meine Beine und Arme werden immer dünner und mein Bauch immer dicker, ich bin ein Ballon auf dünnen Stecken geworden.»

Es geschieht eine interne Umverteilung, die primär durch körperliche Inaktivität, aber auch durch die Verlangsamung unseres Stoffwechsels im Alter hervorgerufen wird.

*«Mit zunehmendem Alter verändert sich tatsächlich die Körperzusammensetzung derartig, dass die fettfreie Masse abnimmt, die Fettmasse hingegen zunimmt. Diesem Trend kann durch vermehrte körperliche Aktivität zusammen mit einer bedarfsgerechten und fettreduzierten Ernährung entgegengewirkt werden.»*

Quelle: Fettverteilung in einer schweizerischen Population, die AIR94-Studie

Wir verlieren Muskelmasse, da wir diese weniger brauchen, und legen mehr Fett zu, obwohl unser Gewicht konstant bleibt. Wenn diese Symptome erstmalig von einer Person realisiert werden, ist neben Frust die häufigste Reaktion der Beginn einer Diät. Dass damit leider genau das Gegenteil erreicht wird, haben wir bereits geklärt.

Es leuchtet also ein, dass ein anderer Messparameter für Ihr Ziel gefunden werden muss. Die Lösung ist einfach:

Wir messen das, was uns wirklich stört – die Problemzonen, den Pirelli, die Wampe, den Körperumfang!

Zur Zieldefinition und zur eigenen Kontrolle dient Ihnen die Tabelle «persönliche Figurkontrolle»:

## Persönliche Figur-Kontrolle von:

burn FETT statt burnout

**Figurkontrolle:**

| Datum: | | | | | | | | | Zielwerte: |
|---|---|---|---|---|---|---|---|---|---|
| Bizep (entspannt) in cm | | | | | | | | | |
| Brustumfang (ausgeatmet) | | | | | | | | | |
| Bauch (locker) | | | | | | | | | |
| Gesäss (grösster Umfang) | | | | | | | | | |
| Oberschenkel (mittig) | | | | | | | | | |
| Wade (mittig) | | | | | | | | | |

**Fettanteil- und Gewichtskontrolle:**

| Datum: | | | | | | | | | Zielwerte: |
|---|---|---|---|---|---|---|---|---|---|
| Fettanteil in % | | | | | | | | | |
| Gewicht in kg | | | | | | | | | |

**Leistungsfähigkeit:**

| Datum: | | | | | | | | | Zielwerte: |
|---|---|---|---|---|---|---|---|---|---|
| Distanz bei 15min. Gehen mit Obergrenze FM-Puls _____ | | | | | | | | | |

Als Messinstrument brauchen wir zunächst keine Fettwaagen oder Fettanalyser, sondern nur ein einfaches Massband, wie es fast in jedem Haushalt vorhanden ist. Nun messen Sie am besten jetzt gleich Ihren momentanen Ist-Zustand.

„Messpunkte"



## Messpunkte Figur

burn FETT statt burnout

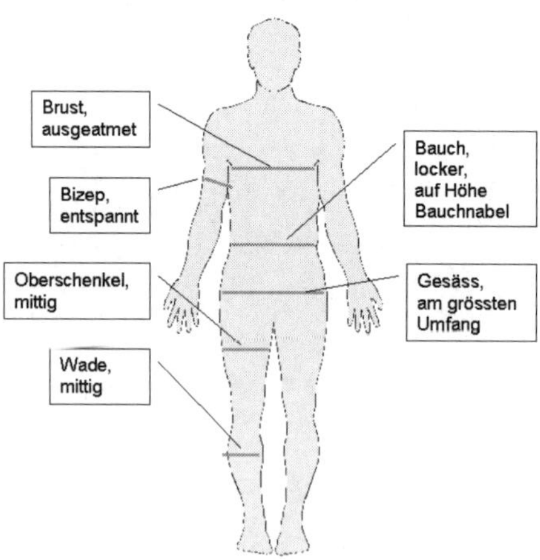

Zur Kontrolle Ihres Fortschrittes messen Sie Ihren Körperumfang einmal pro Monat und tragen die Ergebnisse in der Tabelle ein.

# Exkurs: Indizes

Sehr verbreitet in der Diskussion und in der Therapie von Übergewicht sind so genannte Indizes wie:

## Das Idealgewicht

Über 30 Jahre galt das Idealgewicht (= Körpergrösse – 100 – 10%) als das Mass der Dinge. Allerdings waren die angegebenen Idealwerte tendenziell eher zu niedrig und es werden statistische Fehler unterstellt. Das Idealgewicht wird heute kaum noch gebraucht. Unser Urteil: nicht massgebend!

## Der Body-Mass-Index

In aller Munde ist zurzeit der Body-Mass-Index, auch BMI genannt (= Gewicht : Grösse in Meter$^2$). Ein BMI über 25 soll leichtes Übergewicht bedeuten, ab 30 wird starkes Übergewicht postuliert. Aber auch dieser Wert basiert nur auf den Parametern Grösse und Gewicht, da gilt ein Bodybuilder mit wenig Körperfett schnell als übergewichtig. Unser Urteil: nicht brauchbar, entscheidend ist, *woraus* sich der Körper zusammensetzt!

## Das Waist-Hip-Ratio

Für das Taillen-Hüfte-Verhältnis (= Taillenumfang : Hüftumfang) werden bei Männern 0,95 und für Frauen 0,8 als obere Normwerte angegeben. Unser Urteil: mässig geeignet, da es auch andere Problemzonen gibt.

Bei all den Normwerten, Idealgewichten und Normalzuständen stellt sich für mich die Frage: Was habe ich als Individuum davon, wenn ich mich mit dem Durchschnitt einer mehr oder wahrscheinlich eher weniger gesunden Bevölkerung vergleiche?

Meine Antwort ist: herzlich wenig! – für mich ist allein entscheidend das persönliche Empfinden. Wenn eine Person, die von den meisten Mitmenschen als «schlank» bezeichnet wird, an einer Problemzone abnehmen möchte, ist das ihr gutes Recht. Wenn umgekehrt eine als «dick» geltende Person sich ganz ehrlich pudelwohl fühlt, warum sollte sie dann abnehmen?

# Das Körperfett – ein wichtiger Parameter

Für figürliche Ziele bieten periodische Messungen von *Fettanteil* **und** *Körperumfängen* die nötige Objektivität. Ihren Körperfettanteil können Sie ebenfalls in die Tabelle für die «persönliche Figurkontrolle» eintragen.

Die Körperzusammensetzung gibt Aufschluss über das Verhältnis zwischen inaktiver (Fett-)Masse und aktiver (Muskel-)Masse. Die Fettmasse, die wir am Körper haben, ist nicht nur optisch sichtbar, sondern sie wirkt sich auch negativ auf unsere Leistungsfähigkeit aus, da sie als inaktive Masse quasi immer «mitgeschleppt» werden muss. Bei einer grossen Fettmasse wird von extremem Übergewicht gesprochen und bei fortschreitendem Krankheitsbild von einer Adipositis (schwere Fettleibigkeit).

Als deren Folge ergeben sich Konsequenzen wie erhöhte Belastung der Wirbelsäule, der Bandscheiben und des gesamten Gelenk- und Bandapparates. Ein erhöhter Fettanteil führt zu Ablagerungen in den Blutgefässen mit dem Risiko eines hohen Blutdruckes und der Arteriosklerose, aus der sich dann wiederum Herz- und/oder Hirninfarkt entwickeln können.

Zwischen Blutfett (Cholesterin) und einem hohen Körperfettanteil (Fettleibigkeit) besteht nur bedingt ein Zusammenhang. Ein fettleibiger Mensch kann durchaus normale Cholesterinwerte haben und umgekehrt kann eine schlanke Person sehr hohe Cholesterinwerte haben.

Auch sind nicht unbedingt nur die etwas korpulenteren Menschen von einem hohen Körperfettanteil betroffen, sondern wir finden auch bei extrem schlanken Menschen (insbesondere Frauen) hohe Werte vor. Wir umschreiben dieses Phänomen mit dem Begriff «**Modeleffekt**», wodurch anschaulich belegt wird, dass unser Körper die angesammelte Fettmasse nur ungern und als Letztes hergibt. Bei Top-Models der Modebranche haben wir Körperfettwerte bis zu 30%(!) gemessen.

Frauen haben im gleichen Alter einen vergleichsweise höheren Fettanteil als Männer, da Mutter Natur davon ausgeht, dass eine Frau ihr Kind auch dann zur Welt bringen können soll, wenn keine Nahrung mehr zur Verfügung steht.

*Referenzwerte* für den Körperfettanteil sind in nachfolgender Tabelle aufgeführt:

„Fettabelle"

© 1998 by PERSONAL check-up

**Körperfettanteil**

burn FETT. statt burnout

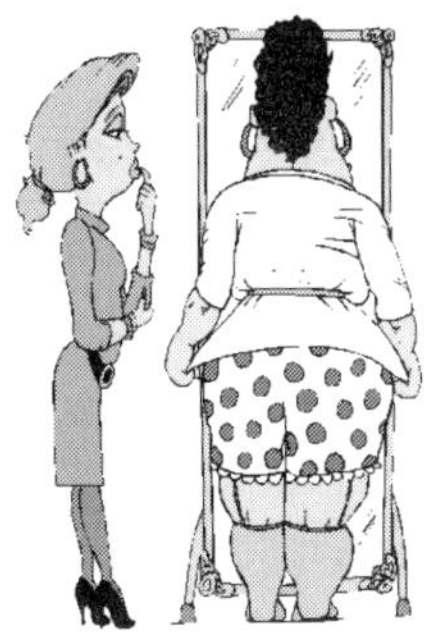

| Frauen | In % | | | |
|---|---|---|---|---|
| Alter | Excellent | Gut | Mittel | Schlecht |
| 20-24 | 18,8 | 22,0 | 24,8 | 29,6 |
| 25-29 | 18,8 | 22,0 | 25,4 | 29,8 |
| 30-34 | 19,5 | 22,6 | 26,3 | 30,5 |
| 35-39 | 21,1 | 23,8 | 27,7 | 31,5 |
| 40-44 | 22,5 | 25,5 | 29,2 | 32,7 |
| 45-49 | 24,1 | 27,2 | 30,8 | 34,1 |
| 50-54 | 26,5 | 29,5 | 33,0 | 36,2 |
| 54- | 27,3 | 30,9 | 34,2 | 38,0 |

| Männer | In % | | | |
|---|---|---|---|---|
| Alter | Excellent | Gut | Mittel | Schlecht |
| 20-24 | 10,8 | 14,9 | 19,0 | 23,0 |
| 25-29 | 12,8 | 16,5 | 20,3 | 24,3 |
| 30-34 | 14,5 | 18,0 | 21,5 | 25,2 |
| 35-39 | 16,1 | 19,3 | 22,6 | 26,1 |
| 40-44 | 17,5 | 20,5 | 23,6 | 26,9 |
| 45-49 | 18,6 | 21,5 | 24,5 | 27,6 |
| 50-54 | 19,8 | 22,7 | 25,6 | 28,7 |
| 54- | 20,3 | 23,5 | 26,7 | 29,8 |

Aber auch hier gilt wieder: Sie vergleichen sich lediglich mit dem Durchschnitt der Bevölkerung, was für Ihr eigenes Empfinden überhaupt nicht relevant sein muss.

Viel wichtiger: Wir brauchen Ihre individuellen, momentanen Ist-Werte (Umfänge in cm und Fettanteil in %) für Ihr messbares Ziel!

Zur Bestimmung des Körperfetts sind zwei Methoden erwähnenswert:

## Widerstandsmethode (Bioimpedanz-Methode)

Von der elektrischen Leitfähigkeit des Körpers wird ein Rückschluss auf dessen Zusammensetzung gemacht. Hierzu sind in den vergangenen drei Jahren einfache und kostengünstige Geräte auf den «Haushaltsmarkt» gebracht worden. Diese Geräte, Fettwaagen oder Fettmonitore genannt, sind noch erschwinglich (zwischen 150,– und 300,– DM/sFr), weisen aber zum Teil recht hohe Ungenauigkeiten auf. Die Aussagen der Hersteller selbst sind sehr widersprüchlich in puncto Genauigkeit ihrer Geräte, denn auf der einen Seite wird eine Toleranz von ± 0,1% angegeben und anderseits wird betont, dass die Geräte für medizinische Zwecke nicht geeignet seien.

Wenn auch die absoluten Werte nur bedingt dem tatsächlichen Fettgehalt entsprechen, so kann daheim zumindest festgestellt werden, ob der Körperfettanteil sich verändert. Dazu ist jedoch unbedingt notwendig, dass Sie Ihre Messungen standardisieren, d.h. am gleichen Wochentag zur gleichen Zeit unter gleichen Bedingungen durchführen z.B. sonntagsmorgens nach dem Aufstehen, noch nüchtern und ohne jegliche Wasserzufuhr.

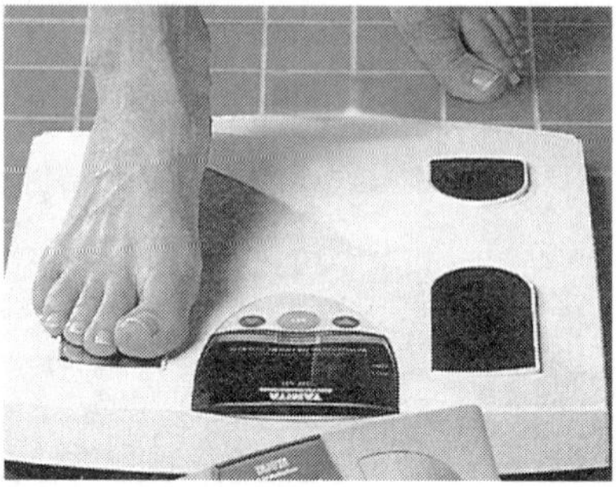

## Fotooptische Methode (Infrarot-Methode)

Ein Infrarotmessfühler wird an den Körper gehalten. Durch die Reflexion des ausgesendeten IR-Strahles können die Menge und Ausdehnung der Fettzellen bestimmt werden. Diese Geräte sind in der Anschaffung teurer (zwischen 2.000,– und 4.000,– DM/sFr) und werden meist von Kliniken und präventiv orientierten Fitnesszentren eingesetzt. Sie bieten einen guten Mittelweg zwischen Aufwand und Messgenauigkeit. Wenn Sie die Chance haben, in Ihrer näheren Umgebung eine Messung mit einem solchen Gerät durchführen zu lassen, dann sollten Sie dies z. B. zweimal pro Jahr machen. Eine Messung kostet ca. 15 bis 30,– DM/sFr. Auch benutzen die meisten Anbieter für präventivmedizinische Untersuchungen ebenfalls diese Infrarot-Messgeräte.

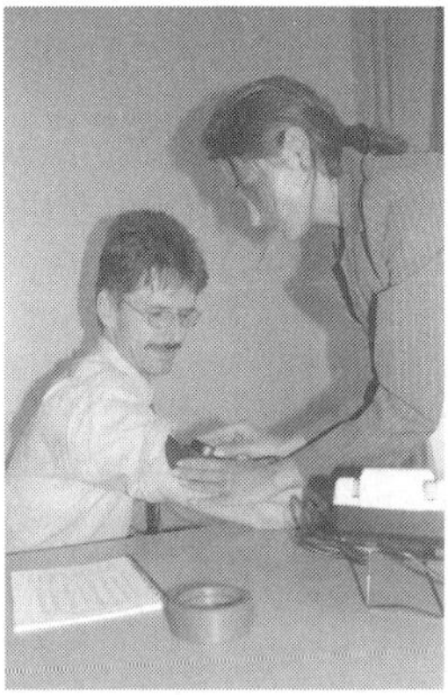

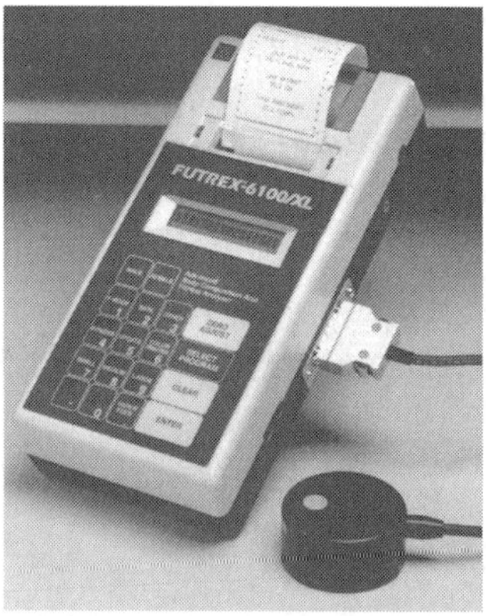


Egal welche Methode Ihnen zur Verfügung steht, es ist wichtig, dass die Messungen zum Zwecke der Vergleichbarkeit immer mit derselben Methode und, wenn möglich, mit demselben Gerät gemacht werden. Unterschiedliche Messmethoden sind miteinander *nicht* vergleichbar.

# Zieldefinition, die zweite

Da wir nunmehr die richtigen Parameter für die Fettverbrennung definiert und ermittelt haben, können wir Ihre Zielsetzung konkretisieren.

Nehmen wir an, Sie möchten Ihren Bauchumfang (zurzeit 108 cm) reduzieren und Ihr Wunsch ist, den Gürtel drei Löcher (ca. 9 cm) enger schnallen zu können. Dann lautet Ihr Ziel nicht mehr wie oben «Ich möchte 6 kg abnehmen», sondern: «Ich möchte einen Bauchumfang von 99 cm haben».

Eine andere Möglichkeit ist es, den Körperfettanteil zur Zieldefinition zu wählen: «Ich möchte meinen Körperfettanteil um 4% auf 22% reduzieren».

## Zeitkomponente

Ihr Ziel ist nun präzise und messbar. Da Sie sicher Ihr Ziel möglichst schnell erreichen wollen, ist es sinnvoll, auch die Zeit festzulegen. Wie heisst es so treffend:

- ☐ «Ein Ziel ist ein Traum mit Termin».

Daher gehört der Zeitpunkt auch zu Ihrem figürlichen Ziel, z. B.:

- ☐ «Ich möchte im August 2001 einen Körperfettanteil von 22% haben», oder:
- ☐ «Ich würde gern im März 2002 einen Bauchumfang von 99 cm haben.»

Zu einer realistischen Einschätzung der Zeitspanne, die nötig ist, um Ihr Ziel zu erreichen, können Sie auch Rat einholen bei den Anbietern, die Messungen und Tests durchführen (siehe Serviceteil). Wie viel Training es braucht, um z. B. ein Kilo Depotfett zu verbrennen, hängt auch von Ihrer momentanen Fähigkeit ab, Fett zu mobilisieren. Theoretisch lassen sich Rechenbeispiele aufstellen:

„Fettverbrennung"
© 1998 by PERSONAL check-up

**Fettverbrennung**

burn FETT. statt burnout

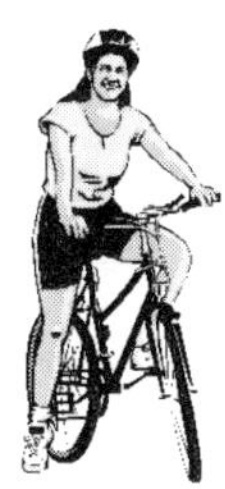

**Berechnung der Fettmenge bei 1h lockerem Radeln**

100 Watt x 3600 sec = 360.000 Joule = 360kJ Arbeit/h

Wirkungsgrad des Körpers ist ca. 25%
(75% ist Wärme, innere Reibung etc.) d.h.
360kJ extern geleistete Arbeit entsprechen 1.440kJ intern produzierter Arbeit, 1.440kJ ≈ 360kcal

Die Energie gewinnt der Körper im GA-Bereich (nach ca. 20min.) zu
~12% aus Eiweiss = 43kcal (4,1kcal= 1gr. Eiweiss) ⇒ 10gr.
~18% aus Kohlenhydraten = 65kcal (4,1kcal= 1gr. KH) ⇒ 16gr.
~70% aus Fetten = 252kcal (9,3kcal= 1gr. Fett) ⇒ 27gr.

Diese Berechnung beruht auf der Annahme, dass die Person mit ihrem FM-Puls eine Leistung von 100 Watt auf die Pedale bringt. Nach obigem Rechenbeispiel würde es bei zwei FM-Trainings pro Woche etwa 20 Wochen dauern, um ein Kilo Körperfett abzubauen.

Brächte die betreffende Person mit ihrem FM-Puls 200 Watt Leistung auf die Pedale, wäre die verbrannte Menge Fett ungefähr doppelt so gross. Das heisst: Bei grösserer Leistungsfähigkeit Ihres Fettstoffwechsels kann in gleicher Zeit mehr Fett verbrannt werden. Dies erklärt auch, warum es für *untrainierte* Personen am Anfang ungleich schwieriger ist, sichtbar Fett loszuwerden.

Da unsere Körper unterschiedlich gute bzw. schlechte Fettstoffwechselfähigkeiten besitzen und unterschiedlich schnell auf ein FM-Training reagieren, stellen diese Berechnungen nur grobe Richtgrössen dar. Auch werden wir später noch behandeln, dass durch die Bewegung nicht nur momentan Fett verbrannt wird, sondern dass sie auch die Bildung Fett verbrennender Enzyme fördert, die dann auch im Sitzen oder Liegen Ihr Fett dahinschmelzen lassen.

Sicher ist auf jeden Fall, dass die *Regelmässigkeit* zum Erfolg führt. Bereits mit zwei bis drei gezielten FM-Trainings pro Woche stellen sich dauerhafte Erfolge ein.

# Zieldefinition, die dritte

## Motivation

Formulierungen wie «Ich *möchte* ...» oder wie «Ich *würde gerne* ...» und «Ich *will* ...» sind nicht dienlich, Ihre Motivation zu fördern. Das liegt daran, dass eine solche Wahl der Wörter Sie nicht in die Pflicht nimmt. Sie lässt Ihnen die Möglichkeit auszuweichen bzw. es nicht zu tun.

Beispiel: «Ich möchte gerne ..., aber ich habe keine Zeit.»

Ausserdem steckt in den oben genannten Formulierungen immer auch die Möglichkeit des Scheiterns, des Versagens.

Beispiel: «Ich möchte gerne ..., aber es klappt ja doch nicht.»

Eine *motivierende* Formulierung muss den definitiven Zustand beschreiben, d.h., Sie unterstellen, dass es so sein wird, wie Sie es sich heute wünschen:

«Ich **werde** im März 2002 einen Bauchumfang von 99 cm haben.»

«Ich **werde** im August 2001 einen Körperfettanteil von 22% haben.»

Sicher merken Sie den Unterschied; so bekommt Ihr Ziel die nötige Ernsthaftigkeit und Sie nehmen sich in die Pflicht:

«Ich **werde** ..., es kann gar nicht anders sein, komme was wolle!»

## Ihr Ziel

Ich bitte Sie nun, Ihr Ziel schriftlich zu formulieren. Die Zielformulierung ist einer der wichtigsten Schritte, den Sie machen, nehmen Sie sich daher genügend Zeit und machen Sie dies in entspannter und angenehmer Atmosphäre.

Gehen Sie in sich, das Ziel sollte wirklich von Herzen kommen und nicht nur ein weiterer Versuch sein – diesmal **wird** es klappen!

Ihr Ziel wird Ihnen auch helfen, sich auf das Wesentliche zu konzentrieren und Wichtiges von Unwichtigem zu unterscheiden. Beachten Sie dabei die drei Elemente zur Konkretisierung:

- ☐ Motivation
- ☐ Präzision
- ☐ Zeit

„Mein Ziel"



**Mein Gesundheitsziel** burn FETT® statt burnout

*Ich werde.....* ______________________________

______________________________________________

____________________________________________

Fett verbrennende Fakten:

- ☐ Eröffnen Sie sich gedanklich Ihre Möglichkeiten.
- ☐ Die richtigen Parameter für Ihr Ziel sind Körpermasse und Körperfettanteil.
- ☐ Ihr Ziel wird durch die Elemente Präzision, Zeit und Motivation konkretisiert.

# Kapitel 6

# Denk dich schlank!

## Visualisierung

Jetzt steht Ihr Ziel und Sie können anfangen, damit zu arbeiten. Bevor Sie jedoch Ihren Massnahmenplan aufstellen, sollten Sie Ihr Gesundheitsziel in Ihrem Unterbewusstsein verankern. Wir haben bereits die «klare Zielvorstellung» erörtert und wie wichtig dabei Ihre bildliche Vorstellungskraft ist.

Sie haben «Ihr» Bild, Ihren Traum von dem Zustand, den Sie erreichen wollen – pardon: **werden**. Zum Beispiel das Bild

- ☐ ... wie Sie Ihren Gürtel enger schnallen können
- ☐ ... wie Sie eine schlanke Taille haben
- ☐ ... wie Sie mit Ihrer Traumfigur vor dem Spiegel stehen.

Dazu ein Beispiel:

„Ziel-Figur"
© 1998 by PERSONAL check-up **Ziel & Bild** burn FETT® statt burnout

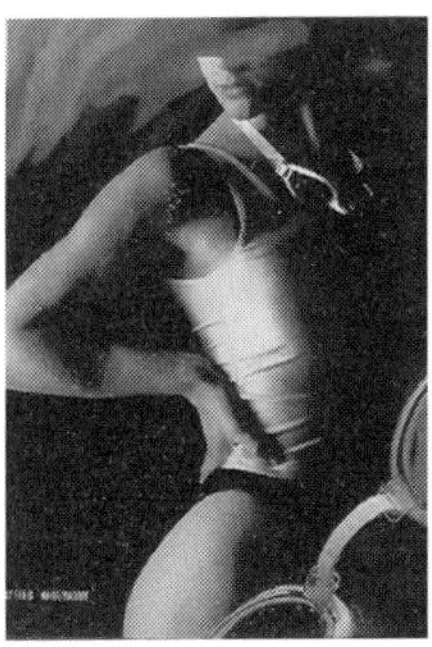

***„Ich werde am 20. 8. 2001 einen Fettanteil von 22% haben!"***

## Durchführung der Visualisierung

Nutzen Sie Ihre Fähigkeiten zum «Tagträumen» systematisch zur Mobilisierung Ihres Unterbewusstseins und erschliessen Sie sich so einen Grossteil Ihrer Energie. Ihr Unterbewusstsein fährt für Sie z.B. Auto, denn Sie überlegen nicht mehr gross, welchen Gang Sie einlegen müssen oder wann Sie die Kupplung treten – *es* fährt einfach. Ihr Unterbewusstsein übernimmt täglich tausende Aufgaben für Sie, warum sollte es Sie nicht auch auf dem Weg zu Ihrer Traumfigur unterstützen?

Sie benötigen:

- ☐ 20 Minuten Zeit
- ☐ eine CD mit Entspannungsmusik oder die CD «Denk dich schlank!» zum «burn FETT statt burnout»-Programm
- ☐ einen bequemen Sessel/eine Couch
- ☐ einen ruhigen, störungsfreien, eventuell abgedunkelten Raum

### Vorgehen

Setzen Sie sich bequem in den Sessel. Lesen Sie zuerst Ihr Gesundheitsziel zweimal laut und deutlich, um Ihre «Programmierung» aufzufrischen, «Ich **werde** ...».

Starten Sie nun die Musik bzw. die Übung 1 der Audio-CD.

Schliessen Sie dann Ihre Augen, atmen Sie mehrere Male tief ein und aus. Stimmen Sie sich dann gedanklich auf Ihr Ziel ein. Nachdem Sie sich ausreichend eingestimmt haben, lassen Sie sich das Bild von Ihrem Ziel kommen. Es muss kein reales Bild sein, auch ein Phantasiebild ist gut. Wichtig ist, dass dieses Bild für Sie den Erfolg symbolisiert.

- ☐ Beobachten Sie, wie Ihre (neue) Figur aussieht.
- ☐ Spüren Sie, wie sich Ihr Körper anfühlt.
- ☐ Geniessen Sie den Zustand. Spüren Sie die innere Zufriedenheit, die sich einstellt.
- ☐ Stellen Sie sich einzelne Schritte auf dem Weg zu Ihrem Ziel vor.

Dies kann ruhig mehrere Minuten dauern. Danach entspannen Sie sich noch einige Minuten und recken Sie Ihren nunmehr entspannten Körper. Dann öffnen Sie Ihre Augen.

## «Denk dich schlank!» – nur Hokuspokus?

Uns sind Aussagen bekannt wie z.B.:

- ☐ «Im Kopf muss es stimmen.»
- ☐ «Wenn der Wille da ist, geht alles.»
- ☐ «If you can dream it, you can do it.»

Der Umgang mit mentaler und emotionaler Energie beschäftigt seit längerer Zeit auch unsere westliche, stark rational geprägte Welt. Die Gesamtenergie, die uns zur Verfügung steht, teilt sich auf in bewusste bzw. rationale und unbewusste, auch emotionale Kapazität. Heute geht man aufgrund der Ergebnisse in der Hirnforschung davon aus, dass sich unsere gesamte Energie wie folgt aufteilt:

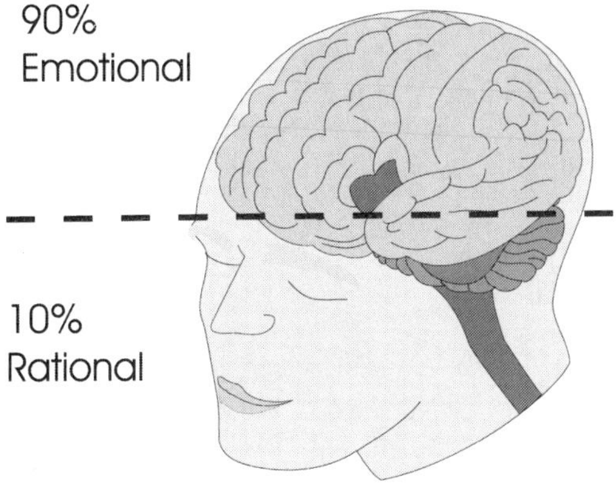


Bewusstsein und Unterbewusstsein sind natürlich eng miteinander verknüpft. So wird z.B. beim Autofahren das Bewusstsein sofort wieder aktiviert, wenn eine «nicht standardisierte» Situation (Hindernis, Gefahr usw.) auftritt. Da unser Unterbewusstsein nur bedingt zwischen Realität und Phantasie unterscheiden kann, haben wir die Möglichkeit, mit der Visualisierungsübung (gedankliche Verbildlichung) unser Unterbewusstsein zu «programmieren». Sie erreichen somit, dass ein Grossteil Ihrer Energie an der erfolgreichen Verwirklichung Ihres Zieles mitarbeitet.

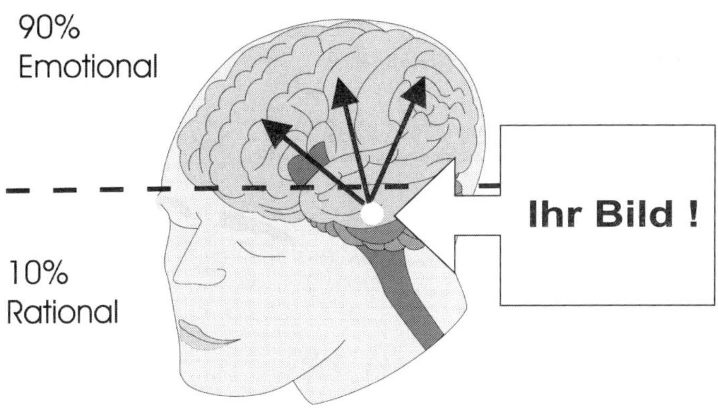

Ihr Weg zur Traumfigur wird nicht nur durch Wissen, Willenskraft und Erfahrung beeinflusst, sondern es sind gerade die Faktoren in Ihrem Unterbewusstsein, die das berühmte Zünglein an der Waage spielen. Diese Faktoren werden aber weder bei Diäten noch bei den meisten anderen Programmen zum Abnehmen berücksichtigt. Dabei ist es kein Hexenwerk, Ihr Unterbewusstsein zu aktivieren.

### Häufigkeit

Ich empfehle Ihnen, die Übung jede Woche ein- bis zweimal durchzuführen. Wenn Sie bisher noch nie ein Training dieser Art durchgeführt haben, wird es anfangs etwas ungewohnt sein. Diese Methode ist ein einfach gehaltenes Mentaltraining, das jedoch bei regelmässiger Durchführung sehr effektiv ist. Denken Sie daran: Steter Tropfen höhlt den Stein!

## Nebeneffekt Entspannung

Einleitende Entspannungsübungen zur Visualisierung sowie die Übung selber helfen Ihnen auch, einen Teil Ihres Alltagsstresses abzubauen und somit dem gefürchteten Burnout-Syndrom entgegenzuwirken. Und wieder: Sie schlagen zwei Fliegen mit einer Klappe!

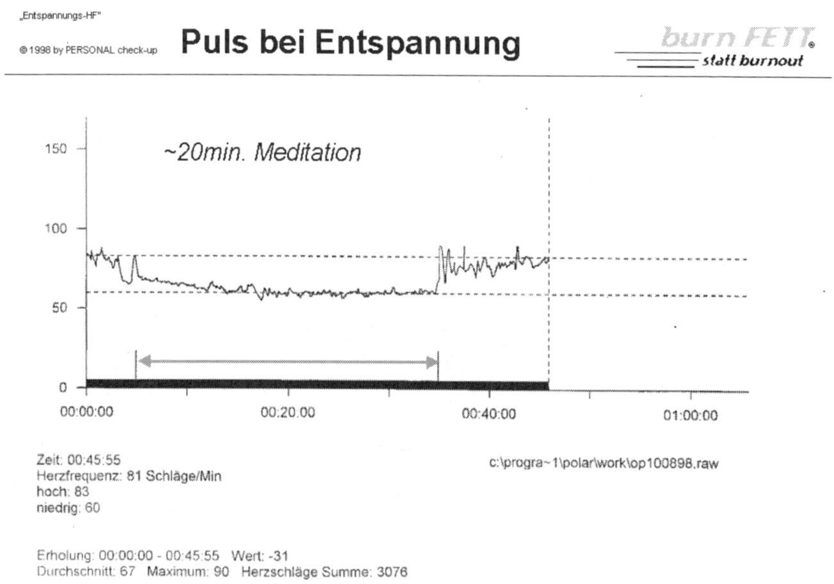

Exemplarisch ist die Pulskurve abgebildet, die bei einer Person während der Übung aufgezeichnet wurde. Auf der Audio-CD «Denk dich schlank!» ist neben der gesprochenen Visualisierungsübung auch eine reine Entspannungsübung enthalten. Sie dauert zwanzig Minuten und wird Ihnen ebenfalls helfen, die Stressoren Ihres Alltags besser zu bewältigen. Bezugsadressen finden Sie im Serviceteil.

Leider ersetzt das mentale Training noch nicht die Bewegung, mit der Sie Ihr Körperfett gezielt verbrennen werden – dazu das nächste Kapitel.

**Fett verbrennende Fakten:**

- ☐ **Kreieren Sie ein Bild von Ihrem Ziel.**
- ☐ **Durch Visualisierung wird Ihr Unterbewusstsein aktiviert.**
- ☐ **Der Entspannungseffekt wirkt unterstützend.**

# Kapitel 7

# Beweg dich schlank!

## Ihr Bewegungsprogramm – leicht, effektiv und zeitsparend

Unser Fettstoffwechsel, auf welchen wir es mit dem Bewegungstraining primär abgesehen haben, reagiert auf eine *ruhige* und *lange* Ausdauerbelastung mit dem grössten Anpassungseffekt. Es ist dafür notwendig, dass die Belastung konstant innerhalb der für Sie individuell ermittelten «FM»-Pulswerte gehalten wird. Wie wir bereits geklärt haben, kommen sämtliche Spielsportarten nicht in Betracht. Für das Thema Fettverbrennung ebenfalls ungeeignet und ineffizient sind die gängigen Angebote der Fitnessindustrie wie:

- ☐ Klassisches Krafttraining an den Geräten
- ☐ Sämtliche Formen des Aerobic, Step-Aerobic, Body-Forming
- ☐ Spinning usw.

Ideal sind ausdauerorientierte Bewegungsformen wie:

- ☐ Laufen/Joggen/Walking
- ☐ Wandern
- ☐ Radfahren
- ☐ Rollerskating
- ☐ Skilanglauf
- ☐ Schwimmen (mit Vorbehalt)
- ☐ Golf (unter bestimmten Voraussetzungen)

Ausser den rein physischen Aspekten kommen natürlich auch andere Faktoren bei der Auswahl einer geeigneten Bewegungsform in Betracht, wie z. B. Vorbereitungszeit, Orts- und Wetterabhängigkeit sowie die Kosten.

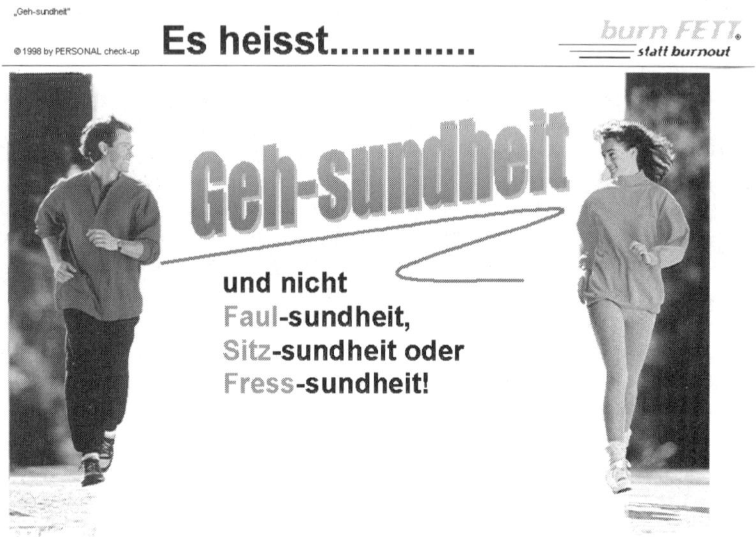
„Geh-sundheit"
© 1998 by PERSONAL check-up
Es heisst.............
burn FETT®
statt burnout
Geh-sundheit
und nicht
Faul-sundheit,
Sitz-sundheit oder
Fress-sundheit!

*Das ist neue deutsche Rechtschreibung!*

# Die idealen Bewegungsformen im Einzelnen

## Laufen – der Favorit

Das Laufen bzw. Jogging besticht durch seine Einfachheit – jeder und jede kann es ohne grosse Schulung mit wenig Aufwand und vor allem überall tun. Nicht nur die Natur lockt, auch das morgendliche Joggen in Grossstädten übt seinen Reiz aus. Während meiner Tätigkeit als Exportleiter lernte ich viele europäische Städte beim «Morgen-Jogging» kennen und hatte ausreichend Gesprächsstoff neben dem reinen Business. Seit dieser Zeit sind Joggingschuhe und Pulsmesser immer im Reisegepäck – viel Platz nehmen die «Laufsachen» nicht in Anspruch.

Prominentes Vorbild für das Laufen ist Deutschlands Aussenminister *Joschka Fischer*:

*«Noch im Sommer 1996 brachte ich bei 181 cm Körpergrösse 112 Kilo auf die Waage, ein gutes Jahr später hatte ich wieder 75 Kilo erreicht – ohne Abmagerungskuren, ohne chemische Mittel, ohne Spezialdiäten, ohne Therapien – und ohne dafür besonders viel Geld auszugeben.»*

Joschka Fischer begann täglich zu laufen und ist mittlerweile einer der prominentesten Marathonläufer Deutschlands. Nachzulesen ist seine Geschichte im Buch «Mein langer Lauf zu mir selbst».

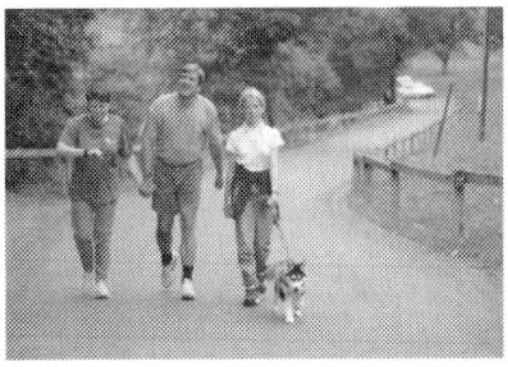
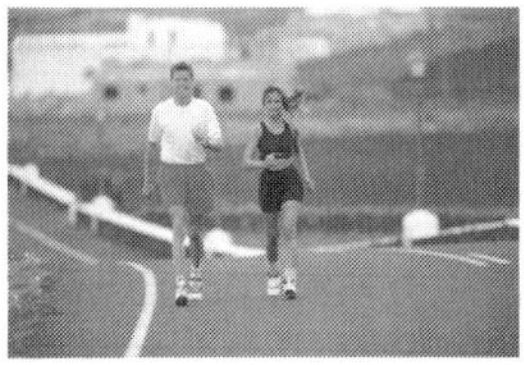
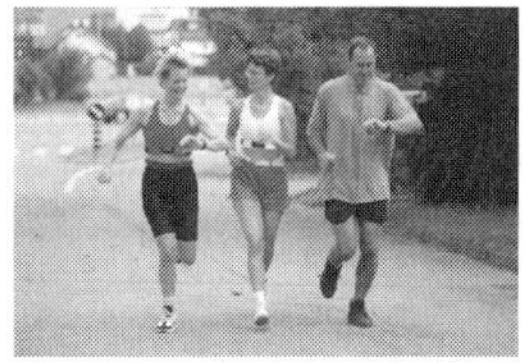

## Gehen, Walking oder Jogging?

Grundsätzlich spielt es keine Rolle, wie Sie Ihren FM-Puls im Training erreichen. Für viele Anfänger und Wiedereinsteiger ist Joggen zunächst nicht möglich, da der Puls selbst beim leichten «Traben» über den FM-Bereich hinaufschnellt. Somit ist zunächst zügiges Gehen bzw. Walking das geeignete Mittel.

Auch ein Abwechseln zwischen leichtem Joggen und Gehen ist durchaus möglich.

Wechseln Sie zunächst alle zwei Minuten und steigern Sie den Joggingteil bis auf fünf Minuten. Oft kommt es auch vor, dass man eine Zeit lang genau zwischen Walking und leichtem Joggen liegt. Beim Joggen ist der Puls etwas zu hoch und beim Walken etwas zu niedrig. Wählen Sie die Gangart, die Ihnen vom Gefühl her am besten liegt.

Ein FM-Training auf dem Laufband ist auch möglich, wenn Sie es entsprechend lange darauf aushalten. Mehr zur Bewegungsdauer in Kürze.

## Wandern – das Geheimnis des gesunden und langen Lebens

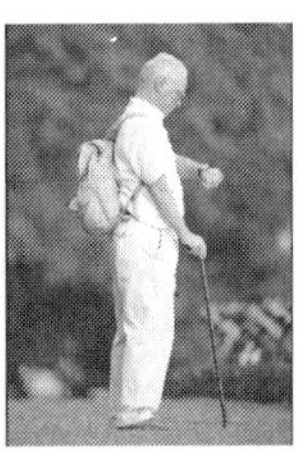

Speziell längere Wanderungen haben extrem positive Auswirkungen auf die Figur und die Gesundheit, selbst wenn die Intensität an der Untergrenze des FM-Pulsbereiches liegt.

Aber Wandern muß regelmässig durchgeführt werden, zwei lange Wanderungen im Frühsommer sind sicher zu wenig. Auch hier ist die Steuerung des Pulses extrem wichtig, wenn Sie Fett verbrennen wollen. Bei erfahrenen Wanderern, die dennoch Figurprobleme haben, ist das Tempo zu hoch! Regelmässiges Wandern ist die ideale Bewegungsform, um Ihr FM-Training mit Natur und Partnerschaft zu verbinden.

## Radfahren – die gelenkschonende Alternative

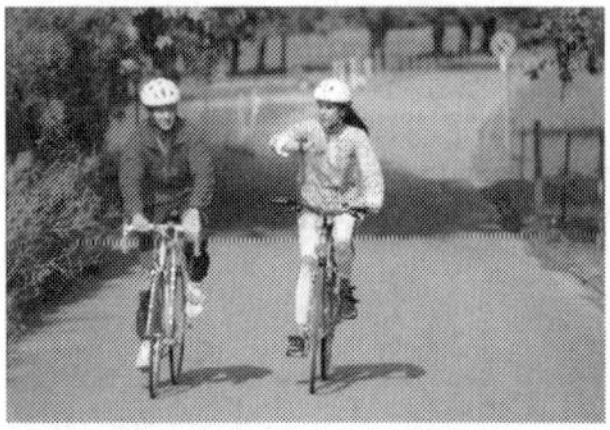

Es ist durchaus sinnvoll, das FM-Training mit dem Fahrrad zu machen. Gerade dann, wenn Sie sehr viele Kilos zu viel haben. Radfahren schont die Gelenke; bereits am Anfang ist es möglich, längere Einheiten zu absolvieren. Bei ein bis zwei Stunden auf dem Rad im flachen Gelände tut einem schlimmstenfalls der Hintern etwas weh. Aber untrainiert ein bis zwei Stunden joggen kommt nicht gut. Auch Kombinationen, Laufen/Rad oder Rad/Laufen, bieten sich an. Es muss absolut kein Rennrad sein. Welches «Stahlross» Sie benutzen, spielt überhaupt keine Rolle. Ein City-Bike, ein Mountain-Bike, ein Hollandrad, ob rostig oder neu – gefragt sind zwei Räder und zwei Pedale zum Treten. Ihr Fettstoffwechsel sieht nicht, womit Sie durch die Landschaft radeln, aber bitte fahren Sie **mit Helm.**

Hometrainer bzw. Ergometer sind genauso geeignet, wenn Sie es entsprechend lange darauf aushalten. Mehr zur Bewegungsdauer in Kürze.

## Rollerskating – die moderne Alternative

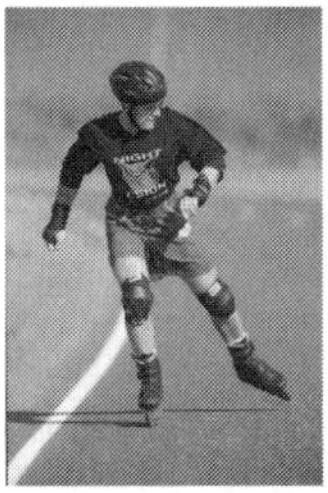

Das Skaten stellt eine gute Ganzkörperübung dar, auch hier gilt: Bitte mit Helm und Schützer und vorher das Bremsen üben!

## Skilanglauf – für die Winterzeit

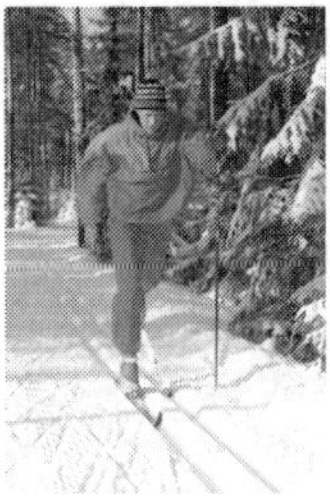

Abseits der überfüllten Skilifte offenbart sich in vielen Wintersportgebieten eine Märchenlandschaft und lädt zum FM-Training ein. Klassischer Skilanglauf ist einfacher als gedacht, es muss ja nicht gleich der Engadiner Ski-Marathon sein.

## Schwimmen – nur für geübte Schwimmer

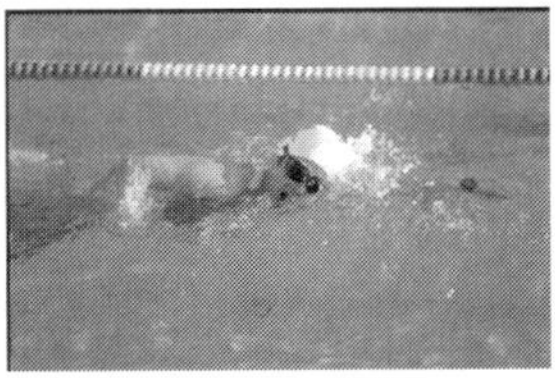

Ein gezieltes FM-Training lässt sich im Wasser nur bei einwandfreier Technik realisieren. Für ehemalige Wettkampfschwimmer kein Problem, aber normale «Landratten» haben bereits mit der Atemtechnik so viel zu tun, dass sich die gewünschten Effekte nicht einstellen. Dennoch ist das Schwimmen eine gute Ganzkörperübung. Bevorzugen sollten Sie die Crawl-Technik oder das Rückencrawlen, aber das Brustschwimmen vermeiden, da der Bewegungsablauf für Knie und Rücken orthopädisch eher ungünstig ist.

## Golf – ohne Caddy

Beim Golfspielen auf dem Platz kann beim Gehen von Loch zu Loch durchaus ein FM-Training realisiert werden. Für Golfspieler heisst das: Pulsmesser anziehen und Intensität in den FM-Bereich steuern.

# Ihr FM-Puls

Welche der geeigneten Bewegungsarten Sie auch immer wählen, das Wichtigste ist, dass Sie in dem Pulsbereich unterwegs sind, bei dem Sie auch wirklich Fett verbrennen. Nun möchten wir Ihnen geeignete Testmethoden vorstellen, mit denen Sie Ihren individuellen Fettmobilisations-Puls ermitteln können.

## «Smart-Test» – die Do-it-yourself-Testmethode

Diese Testmethode ist noch recht neu (seit Anfang 1998 auf dem Markt) und beruht auf langjährigen Forschungen der Polar Elektro OY, Finnland, des führenden Herstellers von Pulsuhren.

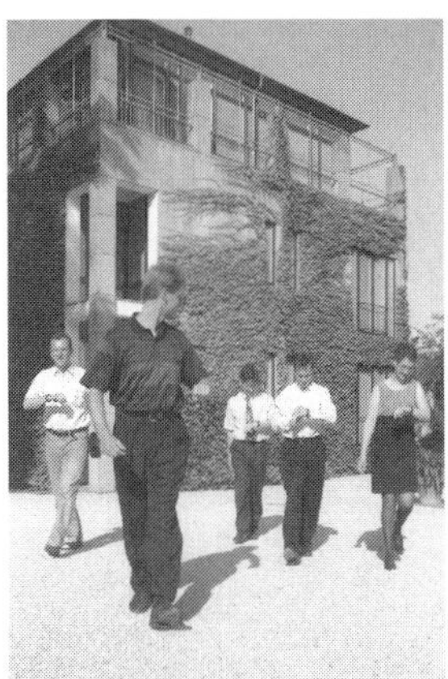

**Durchführung**
Es sind keine Vorkenntnisse nötig. Der Ablauf ist denkbar einfach. Die dafür benötigte Pulsuhr (POLAR-M-Serie) ermittelt die idealen Trainingsfrequenzen für Ihr FM-Training während fünf verschiedener Belastungsstufen von je zwei Minuten Dauer. Zuerst geben Sie Ihre persönlichen Daten (Alter, Geschlecht, Gewicht) in die Uhr ein. Sie wählen eine flache Geh-/Laufstrecke und starten die Uhr.

- Die ersten zwei Minuten **gehen** Sie mit langsamer Geschwindigkeit (langsames Schritttempo).
- Die zweiten zwei Minuten **gehen** Sie mit normaler Geschwindigkeit (Wandertempo).
- Die dritten zwei Minuten **gehen** Sie mit forschem Tempo (zügiges Walkingtempo).
- Die vierten zwei Minuten **joggen** Sie mit langsamer Geschwindigkeit.
- Die letzten zwei Minuten **joggen** Sie im normalen Tempo (Wohlfühltempo, evtl. sogar etwas schneller).

Die jeweilige Stufe wird Ihnen auf dem Display der Uhr angezeigt, der Übergang zur nächstintensiveren Stufe erfolgt nahtlos und wird Ihnen durch einen Piepton signalisiert. Während der Stufen sucht die Uhr nun einen bestimmten Referenzpunkt, der dann Ihrer Trainingssteuerung dient. Die Uhr signalisiert das Finden des Referenzpunktes, der Test ist somit beendet. Dies kann bereits in der zweiten, dritten oder vierten Belastungsstufe der Fall sein.

**Auswertung**
Was ist nun der Referenzpunkt und was misst die Uhr eigentlich?

Der Messparameter, auf dem dieses Testverfahren basiert, nennt sich Herzfrequenz-Variabilität. Unser Herz schlägt entgegen allgemeiner Annahme nicht regelmässig. Dabei handelt es sich nicht um Herzrhythmusstörungen, sondern um eine ganz normale Erscheinung. Die Abstände zwischen den einzelnen Schlägen sind im ausgeruhten/relaxten Zustand regelmässig unregelmässig, d. h., mal erfolgt eine Reihe von Schlägen eher kurz hintereinander, gefolgt von einer Reihe mit eher längeren Zeitabständen zwischen den Herzschlägen.

**Beispiel 1** - grosse Variabilität (Spiel)
Person ist relaxed & ausgeruht

Quelle: egger SPORT check-up

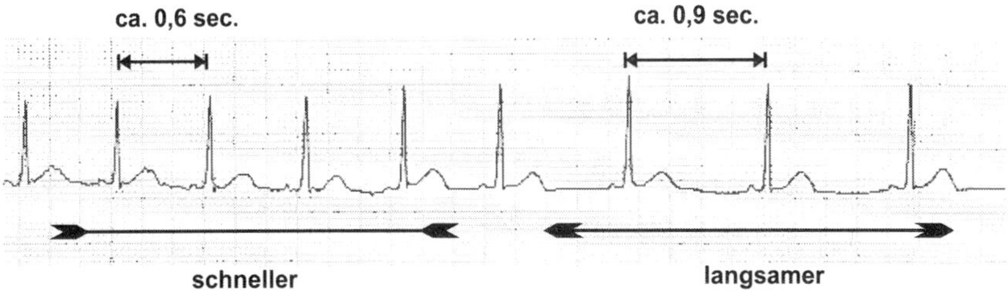


Dieses Spiel nennt man Herzvariabilität. Je ausgeruhter Sie sind, um so grösser ist das Spiel des Herzens. Beginnen Sie sich körperlich anzustrengen, nimmt das Spiel ab und Ihr Herz schlägt nunmehr regelmässig.

**Beispiel 2** - geringe Variabilität (Spiel)
Person ist bereits belastet/gestresst

Quelle: egger SPORT check-up

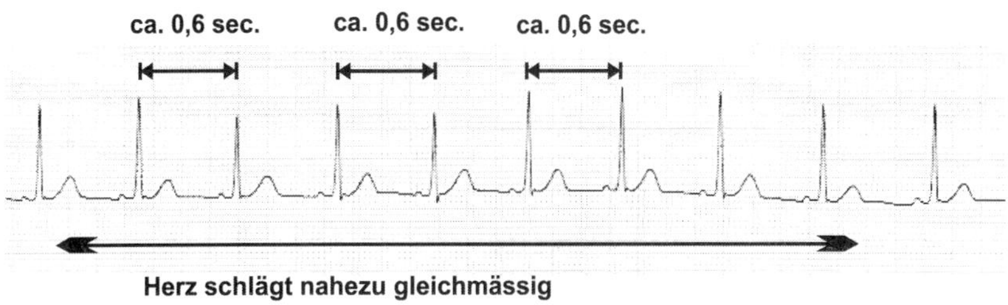


Die Herzfrequenz-Variabilität (das Spiel) verschwindet beinahe, wenn die Belastung ungefähr 65% der individuellen maximalen Herzfrequenz beträgt. Genau diesen Punkt sucht die Uhr. Sie ist so präzise, dass sie die wenigen Millisekunden Unterschied registriert. Der ermittelte Referenzpunkt entspricht der unteren Grenze des FM-Pulses.

Zu dieser unteren Grenze werden dann 20 Schläge addiert (ein Wert aus den 13.000 Tests, die wir in unserer Praxis durchgeführt haben). Somit haben Sie den Pulsbereich für Ihr FM-Training definiert, hier in diesem Beispiel FM-Puls = 132 bis 152 Schläge pro Minute.

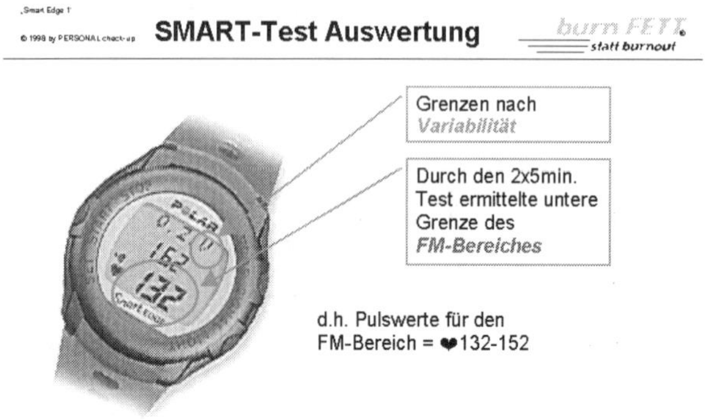


## Material und Kosten

Um den Test durchzuführen, benötigen Sie einen Pulsmesser Marke POLAR, Typ: **M-Serie.** Der Preis für die Pulsuhr beträgt 240,– DM/sFr.

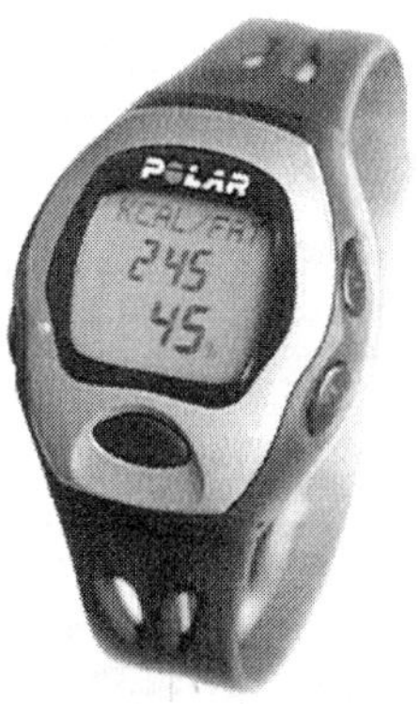


Da Sie für Ihr FM-Training sowieso eine Pulsuhr benötigen, könnte man als Testkosten die Preisdifferenz zu einem Standardmodell (ca. 150,– bis 180,–DM/sFr) in Betracht ziehen, also ca. 60,– bis 90,– DM/sFr. Die Investition lohnt sich auf jeden Fall, da Sie zu jedem Zeitpunkt den Test selber durchführen und von Zeit zu Zeit wiederholen können.

## Vorteile

Der Test besticht durch die einfache «Do-it-yourself»-Philosophie. Man kann ihn überall und zu jeder Zeit und ohne fremde Hilfe durchführen und muss somit nicht gleich die Reise zu einem Institut für Leistungsdiagnostik antreten. Da bei diesem Test eine Ausbelastung bis an das Leistungsmaximum nicht nötig ist, bietet er sich für Untrainierte geradezu an. Wir haben bei Laufanfängern und Übergewichtigen mit diesem Test sehr gute Resultate erzielt. Die ermittelten Pulswerte werden von den Testpersonen als niedrig empfunden, die daraus resultierende Lauf- bzw. Gehgeschwindigkeit als angenehm langsam. Für den Einstieg in ein Fettmobilisations-Training genau das Richtige.

## «Laktat-Test» – die Profi-Testmethode

Wer es noch genauer wissen möchte, für den bietet sich ein Test an, bei dem die Milchsäureentwicklung gemessen wird. Der Laktatstufentest wurde 1956 in der ehemaligen DDR entwickelt. Es handelt sich um die Testmethode, mit der auch die Spitzensportler ihre Trainingssteuerung bestimmen. Durch die Messung des Laktatwertes (= Milchsäure, siehe «Stoffwechsel») als einen weiteren Messparameter hat man im Spitzensport neue Erkenntnisse zur Trainingssteuerung erhalten. Interessant und wertvoll für das Thema Fettverbrennung ist die Tatsache, dass wir durch die Messung der Laktatkonzentration im Blut noch genauer bestimmen können, bei welcher Herzfrequenz das meiste Fett verbrannt wird.

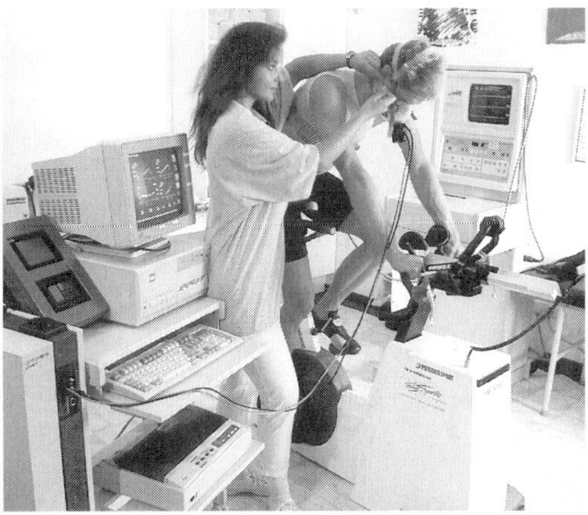

### Durchführung

Dieser Test kann nur in einem sport- und/oder präventivmedizinischen Labor absolviert werden (siehe Liste im «Serviceteil»). In der Regel werden Sie auf dem Radergometer nach einem bestimmten «Fahrplan» belastet. Zusätzlich zu der Aufzeichnung Ihrer Herzfrequenz und ggf. des EKGs wird am Ende jeder Stufe ein Tropfen Blut aus dem Ohrläppchen entnommen und mit diesem Ihre Laktatkonzentration im Blut ermittelt. Die richtige Laktatkonzentration für optimale Fettverbrennung liegt bei etwa 1,5 bis 2,0 mmol/l und nicht bei 4 mmol/l, wie fälschlicherweise von einigen Fitnessgurus verbreitet wird (vergleiche «fit for Life», 11/99: «Die besten Fettkiller»).

### Kosten

Ein Laktatstufentest kostet je nach Ausführung zwischen 150,– und 280,– DM/sFr.

### Vorteile

Da Sie je nach Gesundheitszustand (und Gewicht) vor dem Beginn eines regelmässigen Bewegungstraining (wenn auch moderat und langsam) sich ärztlich untersuchen lassen sollten, können Sie dies gleich mit einem Test zur Ermittlung Ihrer FM-Pulswerte kombinieren.

Jahrelang standen diese Testverfahren nur einer auserwählten Sportelite zur Verfügung. Ende der Siebzigerjahre wurden sie dann auch für den Amateur- und Hobbysportler zugänglich gemacht. Die Erkenntnis, dass es sich dabei auch um äusserst brauchbare und sinnvolle Messmethoden für Anfänger, Nichtsportler und Wiedereinsteiger handelt, hat sich erst in den letzten Jahren durchgesetzt. Immer mehr Krankenkassen gehen dazu über, ihren Mitgliedern die Kosten für solche Tests zu erstatten, da sie erkannt haben, dass gerade der präventive Effekt von gezieltem Fettstoffwechseltraining von unschätzbarem Wert ist.

Machen Sie also nicht den Fehler und denken, das Ganze sei nur etwas für Profis und Leistungssportler. Wenn Sie heutzutage Ihr erspartes Geld anlegen möchten, tragen Sie es ja auch nicht einfach auf die Bank und geben sich mit einem Sparbuch zufrieden, welches nur mässig Zinsen abwirft. Nein – Sie wollen den maximalen Gewinn mit möglichst wenig Risiko und bedienen sich daher der Anlagestrategien von Grossanlegern. Sie lassen sich kompetent beraten. Warum sollten Sie es dann mit Ihrem FM-Training anders machen?

**Unser Tipp:** Für grundsätzlich gesunde Leser mit Zielen, die eher im Bereich Bodyforming liegen: zunächst mit dem Smart-Test beginnen. Für mittel bis stark übergewichtige Personen, die sich in den letzten Jahren nicht mehr regelmässig bewegt haben: direkt zu einem Check-up in eines der im Service-Teil genannten Institute zu gehen.

## Ihr Bewegungsprogramm in der Praxis

Jetzt stehen die zwei wichtigsten Elemente auf dem Weg zu Ihrem Erfolg – Sie haben *Ihr Ziel* definiert und sind in Kenntnis von *Ihrem FM-Puls*. Somit wären nur noch Details zu klären:

### Häufigkeit

Die nötige Anzahl an Bewegungseinheiten ergibt sich aus dem gewünschten Ziel und Ihrer individuellen Ausgangslage. Wir beziehen uns mit unseren Angaben auf die recht repräsentativen Beispiele im Kapitel «Ihr Ziel» und auf einen Personenkreis, der sich die Zeit für ein Bewegungsprogramm erst mühsam «freischaufeln» muss. Wir reden also zunächst vom absoluten Minimum: *zwei Einheiten pro Woche!*

Aus der gängigen Trainingslehre ist bekannt, dass die gewünschten Anpassungseffekte nach einigen Tagen ohne die nächste Bewegung wieder abklingen, daher ist eine Bewegungseinheit zu wenig.

Die Tage, an denen Sie Ihr Bewegungstraining durchführen werden, können Sie frei wählen. Zu beachten ist nur, dass Sie die zwei Einheiten nicht an unmittelbar aufeinander folgenden Tagen durchführen. *Also: mindestens einen Tag Pause dazwischen.* Sollten Sie gar drei Einheiten pro Woche absolvieren können oder wollen, dann ist es wiederum möglich, zwei Trainings hintereinander zu absolvieren:

| | |
|---|---|
| Montag | |
| Dienstag | Walking 45 min. |
| Mittwoch | |
| Donnerstag | |
| Freitag | |
| Samstag | Walking 40 min. |
| Sonntag | Radfahren 1 h 20 min. |

## Die Zeitplanung

Aus eigener Erfahrung weiss ich, dass eine Trainingseinheit, die nicht fest in den Tagesablauf eingeplant ist, das Erste ist, was gestrichen wird. Es hat dann halt doch nicht geklappt. Nun, Sie können es drehen und wenden, wie Sie wollen, aber es führt kein Weg daran vorbei: Die zwei Termine pro Woche müssen Sie sich *fest reservieren* und in Ihren Kalender/TimeSystem/Psion/Palmtop eintragen, in dem auch Ihre anderen Termine (beruflich und privat) stehen. Sie haben einen Termin mit Ihrer Gesundheit und Ihrer Figur.

## Dauer pro Bewegungseinheit

Ein Minimum an Trainingsdauer ist von entscheidender Bedeutung. Bisher haben wir nur die Intensität betrachtet und mit dem Stoffwechselgeschehen (siehe Grafik «Stoffwechsel») eine Momentaufnahme gemacht, d. h. einen Zeitpunkt betrachtet, bei dem Sie schon so richtig mitten drin sind in Ihrem FM-Training. Jetzt müssen wir noch die zeitliche Betrachtung hinzufügen:

Die Energiebereitstellung des Körpers aus den Depotfetten läuft leider nicht von der ersten Minute des Trainings, selbst wenn wir uns sehr diszipliniert im FM-Pulsbereich bewegen. Der Körper benutzt *immer* erst einmal die in der Muskulatur abgespeicherten Kohlenhydrate. Erst wenn wir *lange* und *langsam* genug unterwegs sind, werden mehr und mehr Fettsäuren von unseren Fettpolstern in die Muskelzellen zur Verbrennung geschleust. Unser Körper braucht etwa 20 bis 25 Minuten, bis er statt der zuerst benutzten Kohlenhydrate primär auf Fette «umsteigt».

*Daher muss die Trainingsdauer wenigstens 40 Minuten betragen.*

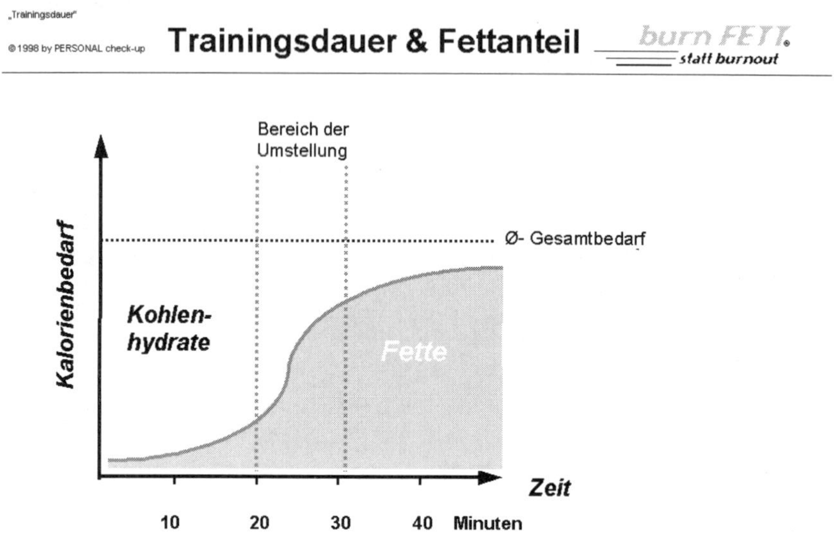


## Essen & Bewegung

Damit jedoch noch nicht genug: Das Bewegungstraining im FM-Bereich muss auch noch gekoppelt werden mit kurzfristigem Nahrungsverzicht und wird so erst zur echten *Fettmobilisation*.

Das heisst konkret:

Beginnen Sie Ihr Training *nüchtern*, d.h. gänzlich ohne Nahrung, am besten morgens vor dem Frühstück. Haben Sie vor Ihrem Training Nahrung zu sich genommen, dann wird der Körper immer bestrebt sein, aus dem, was Sie gerade gegessen haben, die kurzkettigen Kohlenhydrate zu resorbieren und diese für die Energiebereitstellung zu nutzen. Den für ihn als Notsystem fungierenden Fettstoffwechsel wird er nur geringfügig brauchen. Also: vor dem Frühstück den Tag mit einem lockeren FM-Training beginnen. Sie können so die einzige längere Nüchternheitsphase, die wir unserem Körper gönnen, die Nacht, nutzen. Der Körper hat dann eine sehr hohe Bereitschaft, die Enzyme zu bilden, die für die Fettverbrennung nötig sind.

Bei der Vorstellung, morgens früh ohne Nahrung zu «trainieren», wird es vielen Menschen angst und bange. Jedoch wird hier wieder an Leistung und Sport gedacht. Die meisten Personen sind aber, zumindest am Anfang, mit den FM-Pulswerten nicht viel schneller als ein Fussgänger. Das «Training» ist nicht belastend und Sie werden auch nicht verhungern oder tot umfallen. In unseren Seminaren ist es immer wieder eine schöne Erfahrung, dass die Teilnehmer, denen ein morgendliches Nüchtern-Training extreme Vorstellungsschwierigkeiten bereitet, hinterher die grösste Begeisterung dafür zeigen.

Sollten Sie Ihr Bewegungstraining aus zeitlichen Gründen mittags oder abends durchführen wollen, dann können Sie nahezu den gleichen Effekt erreichen, wenn Sie *drei* Stunden *vor* Beginn keine Nahrung mehr zu sich nehmen.

*Nehmen Sie auch während des Trainings keine Nahrung und/oder Getränke zu sich,* damit die Fettverbrennung optimal weiterläuft. Dies gilt auch für Säfte, Limonaden und Sportlerdrinks. Bei der Aufnahme auch nur weniger Schlucke eines kohlenhydrathaltigen Getränkes oder eines Stücks Frucht wird dem Körper bereits über den Speichel die Nahrungsaufnahme signalisiert. Die Prozesse der Fettverbrennung (Enzymbildung u.a.) werden *unterbrochen*, da der Körper nunmehr versucht, die Energie aus der zugeführten Nahrung, insbesondere aus den kurzkettigen Kohlenhydraten (Einfachzucker), zu gewinnen.

*Neutral verhält sich hier nur reines Wasser*, welches Sie unbedingt vor, eventuell während und direkt nach Ihrem Bewegungstraining zu sich nehmen sollten.

Nehmen Sie auch die erste Stunde nach dem Training keine Nahrung zu sich und beginnen Sie erst dann wieder zu essen. Somit läuft die Energiebereitstellung über die Fette weiter, auch wenn Sie nicht mehr die gleiche Energiemenge benötigen.

In Bezug auf diese wichtigen Details eines Fettmobilisations-Trainings werden in der Praxis, primär aus Unkenntnis heraus, viele Fehler gemacht. Es muss halt schon viel stimmen, damit Sie in den Genuss einer optimalen Fettverbrennung kommen:

Der Puls, die Dauer, der Nahrungsverzicht, die Bewegungsart und die Häufigkeit. Nun wird Ihnen sehr klar sein, warum so viele Personen (leider) ihre Ziele nicht erreichen, obwohl sie dafür recht viel Energie aufwenden.

## Tipps für Ihr FM-Training

Machen Sie sich frei von jeglichem *Leistungsgedanken*, achten Sie nicht auf Ihren Kilometerschnitt beim Laufen oder Radfahren. Ebenfalls unwichtig ist die zurückgelegte Strecke. Es geht darum, dass Sie Ihren «Motor» über eine festgelegte Zeitdauer konstant in einem festen «Drehzahlbereich» auf Touren halten.

Die anzustrebende *Geschwindigkeit* bezeichne ich als «Oma-Tempo», da ich mit meinem FM-Puls so langsam unterwegs bin, dass jedes Familienmitglied mithalten kann. Lassen Sie sich nicht von anderen, schnelleren Läufern dazu verleiten, aus Ihrem Pulsbereich zu gehen.

Wenn Sie alles richtig gemacht haben, sollten Sie nach dem Training das Gefühl haben, es hätte Sie überhaupt nicht belastet und *Sie könnten noch mal die gleiche Distanz absolvieren*. Fühlen Sie sich jedoch müde, schlapp und ausgelaugt, dann war die Intensität zu hoch.

Dass das FM-Training nur im flachen Gelände möglich ist, liegt in der Natur der Sache. Suchen Sie sich möglichst «topfebene» Strecken aus, da Ihnen am Anfang bei den geringsten Steigungen der Puls «davonläuft».

Es ist unter Umständen ziemlich *langweilig*, «Gramm für Gramm» Fett zu verbrennen. Nutzen Sie die Gelegenheit: Geniessen Sie die Natur und lassen Sie Ihren Gedanken freien Lauf. Überlegen Sie sich neue Herausforderungen für Ihre anderen *Lebensbereiche*.

## Alleine oder in Gemeinschaft?

Auch hier gibt es keine allgemein gültige Empfehlung. Ihr Bewegungstraining lässt sich am problemlosesten alleine absolvieren. *Sie* bestimmen den Zeitpunkt und das Tempo. Eine Trainingspartnerschaft kann sehr motivierend, aber auch hinderlich sein (eine Person fühlt sich unter- oder überfordert) oder als Ausrede dienen (wenn der Partner nicht kann, geht man selbst auch nicht).

Auf der anderen Seite berichten Teilnehmer unserer Seminare, dass sie ihr FM-Training am Wochenende zusammen mit ihrer Familie absolvieren, sei es mit Wandern, Radfahren oder Rollerskating. Haben Sie den Mut, Ihre Familie in das Thema Gesundheit mit einzubeziehen. Führen Sie auch mit Ihrem Lebenspartner den Smart-Test durch – Sie werden sicher eine Geschwindigkeit finden, die Ihnen beiden gerecht wird.

## Steuerung der Intensität/Geschwindigkeit

Hier gibt es keine Diskussion: *Ohne Pulsmesser geht's nicht!* Ein gezieltes FM-Training, bei dem Sie aus der investierten Zeit ein Optimum an Effektivität herausholen möchten, ist nur mit diesem technischen Hilfsmittel möglich.

## Tipps zum Pulsmesser

Es gibt auf dem Markt eine Vielzahl von Pulsmessgeräten. Die Funktionsweise ist immer die gleiche – das Gerät besteht aus einem Brustgurt mit integriertem Sender und einer Uhr mit dem dazugehörigen Empfänger. Der Gurt wird um die Brust gelegt. Über zwei Elektroden wird der elektrische Impuls Ihres Herzen erfasst und drahtlos an die Uhr übermittelt. Ihre jeweils aktuelle Herzfrequenz wird im Display der Uhr angezeigt.

**Warnsignal für Ober- und Untergrenze**
Damit Sie nicht ständig auf die Uhr schauen müssen, sind die meisten Modelle mit einem akustischen Warnsignal ausgestattet. Sie können die Ober- und Untergrenze Ihres FM-Pulses einstellen und werden durch einen Piepton automatisch gewarnt, wenn Sie den angestrebten Pulsbereich verlassen.

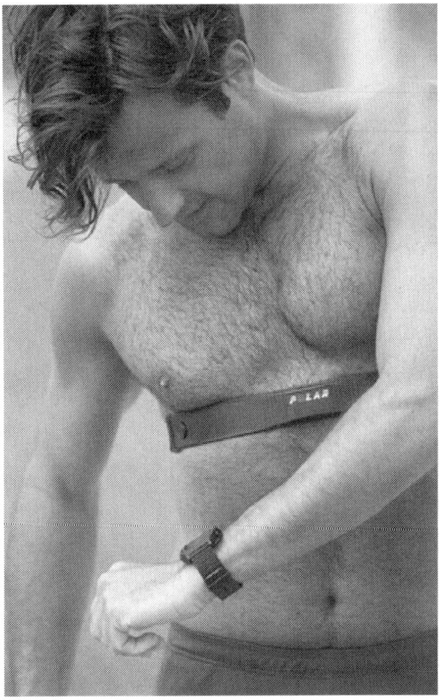

Der Brustgurt sollte recht stramm sitzen, so dass er nicht bei jedem Schritt rutscht, aber auch nicht so eng, dass Sie «Beklemmungsgefühle» bekommen. Feuchten Sie die Flächen der beiden geriffelten Elektroden auf der Innenseite des Gurtes mit etwas Wasser oder Speichel an, um gleich zu Beginn des Trainings einen guten Kontakt zu haben.

Also: FM-Training – immer mit Pulsmesser! Bezugsadressen finden Sie im Serviceteil.

Wie klingt das Folgende für Sie?

# Fettverbrennen ohne Bewegung!

Der sich allmählich einstellende, aber lang anhaltende Erfolg des «burn FETT statt burnout»-Programms ist noch einer weiteren Tatsache zuzuschreiben, die wir bisher nicht betrachtet haben: Es gibt primär zwei Arten von Muskelfasern, die schnell kontrahierenden (fast twitch) Fasern für die Schnellkraft und die langsam kontrahierenden (slow twitch) Fasern für die Ausdauer. Die Letzteren, werden sie mit dem FM-Training regelmässig angesprochen, haben dreimal mehr Kapillaren als untrainierte und dadurch mehr und grössere Mitochondrien (die eigentlichen Verbrennungskammern der Muskeln). Damit können sie auf Zeit gesehen *mehr* Fettsäuren umsetzen und dadurch *mehr* Energie produzieren. Die Menge an Enzymen, die für den Fettstoffwechsel nötig ist, steigt. Dies führt langsam, aber stetig dazu, dass Sie auch Stunden *nach* dem Training *mehr* Energie aus den Depotfetten gewinnen als in den Zeiten der körperlichen Inaktivität. Sie verbrennen im Sitzen und Liegen *mehr* Körperfett als vorher!

**Fett verbrennende Fakten:**

- ☐ **Für FM-Training eignen sich ausdauerorientierte Bewegungsarten am besten.**
- ☐ **Mit dem Smart-Test oder dem Laktat-Test wird der FM-Puls genau ermittelt.**
- ☐ **Für «Beweg dich schlank» gilt: mindestens zweimal pro Woche, mindestens 40 Minuten und ohne Nahrung davor/während/nach der Bewegung.**
- ☐ **Bei regelmässiger Durchführung «lernt» der Körper, auch sitzend mehr Fett zu verbrennen!**

# Kapitel 8

# Iss dich schlank!

## Ernährungsmassnahmen

Ein Programm, das nur auf Bewegung oder *nur* auf Ernährung basiert, bringt meist nur *mässigen* und/oder *kurzfristigen* Erfolg. Sicher haben Sie ähnliche Erfahrungen machen können.

Es ist die Kombination von *Bewegung* **mit** wenigen, aber gezielten *Ernährungsmassnahmen,* die zu den bisher erzielten Erfolgen des «burn FETT statt burnout»-Programms geführt haben. Die Ernährungsmassnahmen in Verbindung mit Ihrem Bewegungsprogramm haben wir im letzten Kapitel behandelt. Für Ihre alltägliche Ernährung sind die Faktoren *Menge* und *Qualität* relevant.

## Mengenproblem, zweiter Teil

Wie können Sie nun das Mengenproblem besser in den Griff bekommen? Auch hier wieder die Verbindung von Bewegung und Ernährung: Ihr FM-Training wird dazu führen, dass Sie Ihre körpereigenen Sättigungs- und Hungergefühle wieder besser wahrnehmen.

### Das unterdrückte Sättigungsgefühl

Hier wirkt ein Programm, das Sie in früher Kindheit in Ihrem Unterbewusstsein abgespeichert haben:

- ☐ «Kind, iss den Teller leer, sonst gibt es schlechtes Wetter.»
- ☐ «Du stehst erst auf, wenn der Teller leer gegessen ist.»
- ☐ «Iss den Teller fertig, sonst wird nichts aus dir.»

Sicher kennen Sie auch hier ähnliche Versionen aus Ihrer Kindheit. Sicher haben Sie sich schon öfters dabei beobachten können, dass Sie Ihren Teller leer assen, obwohl Sie eigentlich schon längst satt waren – Sie haben Ihr natürliches Sättigungsgefühl mit einem Programm aus frühester Kindheit unterdrückt.

Es ist einerseits faszinierend, dass dieses Programm Sie heute noch steuert, obwohl Sie volljährig und ein gestandener, erfahrener Mensch mit eigenem Willen sind. Auf der anderen Seite können die Folgeerscheinungen recht «quälend» sein.

Hier hilft nur eins: regelmässiges FM-Training (das hatten wir schon, aber man kann es nicht oft genug betonen) und **Massnahme 1 – Essen Sie langsamer!**

Das Sättigungsgefühl hinkt dem wirklichen Sättigungsgrad hinterher. Ihr Körper braucht ein paar Minuten, um Ihnen klarzumachen: Es ist genug! In dieser Zeit können Sie sich als Schnellesser über die Jahre ein schönes Fettpolster aneignen. Wenn Sie Ihre Nahrung gut kauen und bereits im Mund (zu einem Brei) stark zerkleinern, machen Sie es Ihrem Körper auch wesentlich einfacher, die Nahrung zu verdauen.

Haben Sie den Mut, Ihren halbvollen Teller zurückgehen zu lassen!

Essen Sie Ihren Teller nur so weit leer, wie Sie Hunger haben. Sie werden jetzt vielleicht denken, «das gehört sich doch nicht», aber Ihr Körper sollte Ihnen wichtiger sein als gesellschaftliche Etikette.

## Das unterdrückte Hungergefühl

Bei diesem weit verbreiteten Phänomen handelt es sich nicht um ein unbewusstes Programm aus unserer Kindheit, sondern um eine negative Begleiterscheinung unseres Arbeitsalltages. Dazu ein Beispiel: Stellen Sie sich vor, Sie hatten wie üblich nur zwei Tassen Kaffee als Frühstück und arbeiten am Vormittag an einer schwierigen Sache. Ihr Körper sendet Ihnen nach zwei Stunden unüberhörbar Hungersignale. Sie möchten jedoch die Sache zum Abschluss bringen und arbeiten weiter. Nach weiteren 40 Minuten stellen Sie fest, dass Sie jedoch länger brauchen als erwartet, da Sie noch einige Details überarbeiten müssen. Sie beschliessen, die Mittagspause «durchzuackern», da Sie endlich das lang ersehnte Ende herbeiführen möchten. Ihr Magen bäumt sich nochmals auf, hält dann aber still. Nun schwindet Ihre Konzentrationsfähigkeit aufgrund der sich einstellenden Unterzuckerung und es schleichen sich Flüchtigkeitsfehler ein. Genervt arbeiten Sie noch weiter, bis schliesslich gar nichts mehr geht. Sie erheben sich endlich von Ihrem Bürostuhl, um die umliegenden Schreibtischschubladen Ihrer Kollegen und Kolleginnen nach Nahrung zu durchsuchen. Diese finden Sie dann meist in Form von Süssigkeiten. Ergebnis: Ein kurzer Energieschub mit hohem Zuckergehalt, von einer ausgewogenen Mahlzeit keine Spur. Ihre Bauchspeicheldrüse «erschrickt» und schüttet grosse Mengen Insulin aus, um Ihren Blutzuckerspiegel konstant zu halten. Da die Einfachzucker nur sehr kurz Energie liefern, fallen Sie etwas später in ein noch grösseres Konzentrationsloch.

Sicher kennen Sie ähnliche Situationen aus Ihrem Berufsleben. Auch hier hilft Ihnen das Bewegungstraining, dass die Heisshunger-Attacken nicht so extrem ausfallen. Wenn nämlich Ihr Fettstoffwechsel erst einmal richtig angekurbelt ist, liefert er Ihnen mehr Energie aus Ihren Fettdepots und Sie fallen nach mehrmals übergangenen Hungersignalen nicht mehr in so tiefe Löcher.

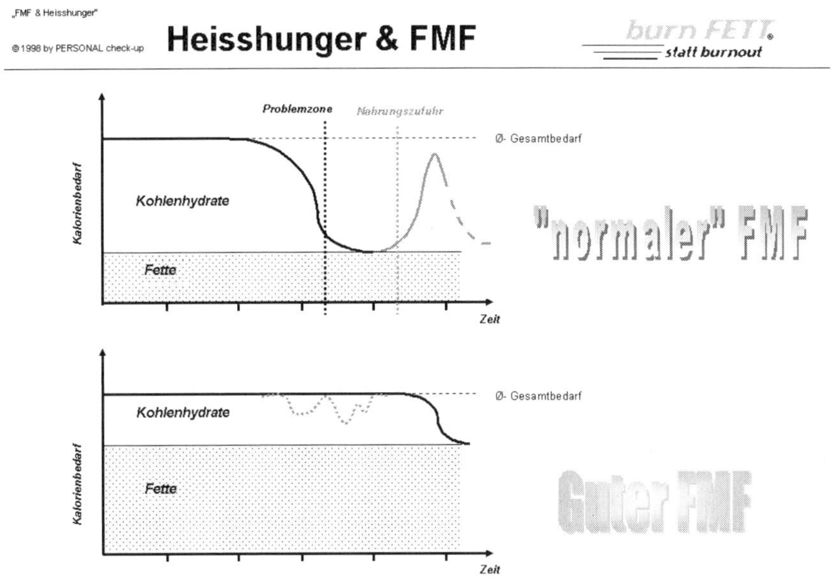


Dieser Nebeneffekt des FM-Trainings entbindet Sie jedoch nicht von der Pflicht, Ihren Körper gleichmässig mit Nahrung zu versorgen. Ihr Körper sagt Ihnen ja, wenn er Nahrung braucht. Also:

**Massnahme 2 – Respektieren Sie Ihr Hungergefühl!**

Dies bedingt eine praktische Vorkehrung: Sie müssen geeignete Nahrungsmittel an Ihren Arbeitsplatz mitbringen bzw. zu Hause parat haben.

*Geeignete* Zwischenmahlzeiten sind:

- ☐ Sämtliche Früchte
- ☐ Frisches Gemüse
- ☐ Fettarmer Joghurt, Kefir, Quark o. Ä.
- ☐ Vollkornbrötchen
- ☐ Energieriegel (mit geringem Einfachzuckeranteil und einem Fettgehalt unter 25%)
- ☐ Eine kleine Schale Reis, Nudeln oder Müsli

*Ungeeignet* sind:

- Traubenzucker
- Süssigkeiten
- Limonaden, Cola usw.
- Süssgebäck

## Die Verteilung

Die nächste Massnahme, die Sie ergreifen können in Bezug auf das Mengenproblem, bezieht sich auf die Verteilung der Hauptmahlzeiten. Häufig finden wir folgendes «Bild» vor:

*Morgens* wird wenig bis gar nichts gegessen. Ein bis zwei Tassen Kaffee zum Aufwachen. «Ich kriege so früh am Morgen einfach nichts runter» ist die gängigste Aussage.

*Mittags* häufig ein mitgebrachtes Sandwich oder etwas von der Fastfood-Bude um die Ecke. Wichtig: Es muss schnell gehen, denn Zeit für eine richtige Pause hat man nicht.

*Abends* wird dann nach dem Alltagsstress endlich mal durchgeatmet. Der müde und erschlaffte Körper braucht Erholung und was Rechtes zum Essen. Was mit dem späten und üppigen Mahl passiert, erahnen Sie bereits.

## Der Verbrauch

Die Arbeitsleistung muss unser Körper primär morgens bis spät nachmittags erbringen. Für eine optimale Bereitstellung der Energie ist eine gleichmässige Verteilung der Nahrungsaufnahme in Form von mehreren kleinen Portionen über den Tag nötig. Meist erfolgt aber erst am Abend die mengenmässig grösste Zufuhr an Kalorien. Diese werden dann wiederum hauptsächlich den Fettdepots zugeführt, da sie nicht unmittelbar gebraucht werden. Der Volksmund hat hier eine passende Weisheit parat:

*«Frühstücke wie ein Kaiser, iss zu Mittag wie ein Edelmann und am Abend wie ein Bettler.»*

Wenn Sie es also schaffen, einen Teil Ihre Nahrungsmenge von abends auf mittags und morgens zu «shiften», dann ist bererits ein grosser Schritt getan:

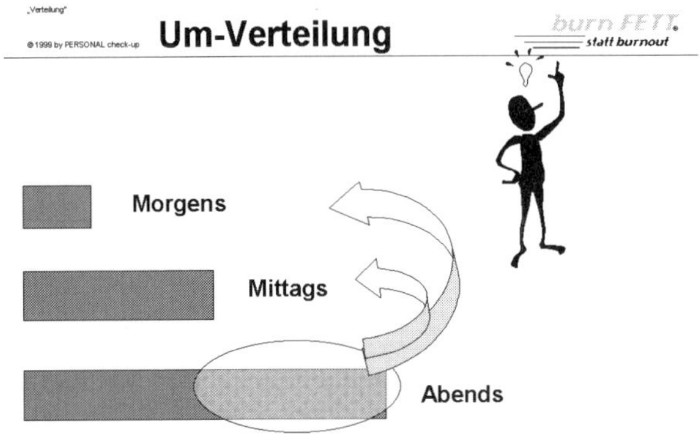


**Massnahme 3 – Verlagern Sie einen Teil Ihrer Nahrungsaufnahme von abends auf mittags und morgens.**

## Wasser unterstützt

Wasser ist das wichtigste Nahrungsmittel überhaupt. Wir können ohne die anderen Nahrungsbestandteile ein paar Wochen überleben, ohne Wasser jedoch nur wenige Tage. Es ist an den meisten Prozessen im Körper beteiligt und die ausreichende Versorgung ist eng mit unserem körperlichen Wohlbefinden verbunden. Auch bei dem «burn FETT statt burnout»-Programm ist Wasser eines der wichtigsten Hilfsmittel. Wir haben in unserer Praxis bei einer Menge von Personen beachtliche Erfolge alleine dadurch erzielt, dass zusätzlich zu dem FM-Training 3 Liter Wasser pro Tag getrunken wurden. Eine ausreichende Wasserzufuhr unterstützt, wenn auch nur indirekt, die Prozesse der Fettverbrennung. Die Fett verbrennenden Enzyme werden besser transportiert.

Die normale Tageszufuhr sollte mindestens **zwei**, besser **drei Liter** betragen. Warum eigentlich so viel? – Weil wir im Durchschnitt jeden Tag

- mit dem Urin etwa 1,5 Liter,
- durch Schwitzen etwa 0,6 Liter,
- durch Atemluft etwa 0,3 Liter,
- mit dem Stuhl etwa 0,1 Liter,

gesamt also etwa 2,5 Liter Wasser ausscheiden.

**Massnahme 4 – Trinken Sie 2-3 Liter Wasser täglich.**

Da Sie die Menge von zwei und mehr Litern Wasser pro Tag nur zu sich nehmen, wenn Sie das Wasser «vor der Nase haben», empfehlen wir Ihnen, am Bett, Arbeitsplatz und im Auto immer eine Wasserflasche parat zu haben. Da der Wasserverlust früher eintritt als das Durstgefühl (ähnlich wie beim Sättigungsgefühl), ist es wichtig, «pauschal» zu trinken und nicht erst, wenn Sie den Durst verspüren.

# Kohlenhydrate

Sie sind für unseren Organismus als Energieträger unentbehrlich. Die Kohlenhydrate müssen durch die Verdauungsstoffe zerlegt werden, um im Darmtrakt aufgenommen und in der Leber und Muskulatur zu Glykogen (= Speicherform der Kohlenhydrate im Körper) verstoffwechselt zu werden. In der Muskulatur wird das Glykogen bei Bedarf als Brennstoff verwendet. Das Leberglykogen sorgt für einen ausgeglichenen Blutzuckerspiegel. Über diesen werden wichtige Organe wie auch das Gehirn mit Energie versorgt.

Nun sind in unserer Nahrung Kohlenhydrate nicht gleich Kohlenhydrate:

„Kohlenhydrate"



## Zucker & Co.

burn FETT statt burnout

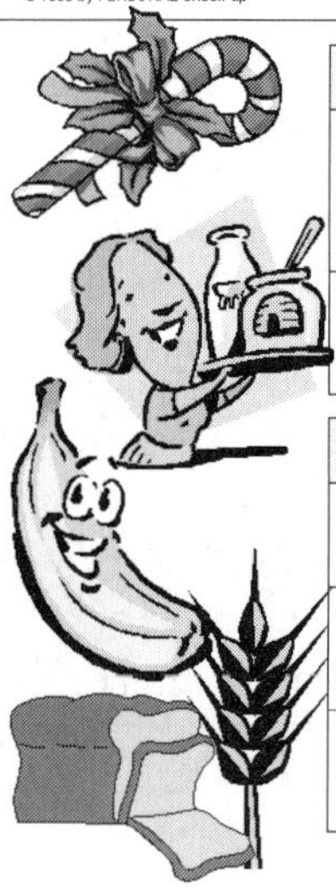

| ***Einfache Kohlenhydrate*** | | |
|---|---|---|
| Monosaccharide (Einfachzucker) | Glucose (Traubenzucker)<br>Fructose (Fruchtzucker)<br>Galaktose (Schleimzucker) | Honig<br>Früchte<br>Süsswaren<br>Limonaden |
| Disaccharide (Zweifachzucker) | Saccharose (Rübenzucker)<br>Laktose (Milchzucker)<br>Maltose (Malzzucker) | Zucker<br>Konfitüre<br>Milchprodukte |

| ***Komplexe Kohlenhydrate*** | | |
|---|---|---|
| Oligosaccharide (Mehrfachzucker) | Raffinose<br>Stachyose | Melasse<br>Hülsenfrüchte |
| Polysaccharide (Vielfachzucker) | Dextrine<br>Glykogen<br>Stärke | Getreide<br>Brot, Müsli, Nudeln,<br>Kartoffeln, Bananen |
| Ballaststoffe | Cellulose<br>Hemicellulose<br>Pektin | Getreideprodukte<br>Hülsenfrüchte<br>Gemüse |

Der Unterschied von den einfachen zu den komplexen Kohlenhydraten liegt vor allem in der zeitlich unterschiedlich langen Verwertung durch unseren Körper. Die einfachen Zuckerarten «schiessen» förmlich ins Blut und geben somit einen kurzen Energieschub, der genauso schnell wieder abklingt (siehe auch oben «Das unterdrückte Hungergefühl»). Komplexe Kohlenhydrate hingegen werden vom Körper langsam zersetzt, so wie der Körper die Energie im normalen Arbeitsalltag auch benötigt. Daher sind kleine Zwischenmahlzeiten aus vorwiegend komplexen Kohlenhydraten (siehe Liste) sinnvoller als der Traubenzucker oder die von der Werbung als «gesund» angepriesenen Riegel. Hierzu Beispiele:

*Milchschnitte:*

- Einfachzuckeranteil 30%
- Energetischer (wahrer) Fettgehalt 57%
- Zutaten: Vollmilch, pflanzliche Öle, Zucker

*Knoppers:*

- Einfachzuckeranteil 34%
- Energetischer (wahrer) Fettgehalt 55%
- Zutaten: Zucker, gehärtetes Pflanzenöl

*Balisto Choco-Müsli-Mix:*

- Einfachzuckeranteil 34%
- Energetischer (wahrer) Fettgehalt 50%
- Zutaten: Zucker, Weizenmehl, gehärtetes Pflanzenfett

Lassen Sie sich nicht durch die verlockenden Werbesprüche täuschen, denn meist kaufen Sie viel Einfachzucker mit viel Fett, das den Stoffwechsel verlangsamt. Die Sorte Kohlenhydrate, die Sie brauchen, um gar nicht erst in ein Hungerloch zu fallen, fehlen. Ein kurzer Blick vor dem Kauf eines Produktes auf die Packung genügt. Sie finden dort neben den Nährwertangaben (dazu mehr bei den Fetten) die Zutaten in *absteigender* Reihenfolge.

Demzufolge ist die zuerst genannte Zutat mit dem grössten Mengenanteil vertreten, der zweite Inhaltsstoff mit dem zweitgrössten Mengenanteil usw.

Obengenanntes umzusetzen bedeutet nichts anderes, als dass Sie verarbeitete Nahrungsprodukte meiden, bei denen Glucose, Dextrose, Fructose, Saccharose, Maltose oder Lactose an erster bzw. zweiter Stelle stehen. Häufig steht auch ganz einfach Zucker oder Traubenzucker bei der Aufzählung der Zutaten.

Am Ende der Reihe mit Kohlenhydraten finden wir die *Ballaststoffe* wie z.B. Zellulose und Pektin. Sie stellen komplexe Kohlenhydrate dar, die vom Körper nicht verwertet werden können, sind aber für eine funktionierende Verdauung notwendig, da sie sich mit Verdauungssäften vollsaugen und die Darmmuskulatur stimulieren. Sie quellen im Magen auf, es entsteht ein Sättigungsgefühl. Weiterhin binden sie Cholesterin, andere Fettstoffe und Gallensäure, so dass *weniger* Fettmoleküle (Lipide) vom Körper aufgenommen werden! Sie sind also ein weiteres «Hilfsmittel» für unser Ziel. Sie sind in Nahrungsmitteln wie Brot, Getreideflocken, Reis und Nudeln (unbedingt vollwertig) sowie Kartoffeln, rohem Obst und Gemüse enthalten. Um eine ausreichende Versorgung zu gewährleisten, haben wir dem «Vitalstoffdrink» *Inulin*, einen hochwirksamen Ballaststoff, zugefügt.

### Vollwert nur was für Körnerpicker?

Weit gefehlt, denn hier ist es die «Macht der Gewohnheit», die uns einen Strich durch die Rechnung macht. Wir sind es in der Regel *gewohnt*, die industriell stark verarbeiteten Versionen von Reis, Nudeln und Mehlen zu uns zu nehmen: polierter Reis und Weissmehlprodukte. Sie führen dazu, dass die gleiche Menge Essen weniger lang anhält. Eine Scheibe Vollkornbrot hält circa vier Mal länger vor als ein Weissmehlbrötchen.

**Schwenken Sie um auf Vollwert-Produkte!**

Denn die für Ihr Programm so wichtigen Ballaststoffe sind in den gewöhnlichen Varianten wie Weissmehlbrot und poliertem Reis nicht bzw. kaum enthalten. Erst wenn Sie Naturreis, Vollkornbrot und Vollkornnudeln essen, dann kommen Sie in den Genuss der oben genannten Vorteile. Nicht vergessen: *Zu viel* zugeführte Kohlenhydrate werden vom Körper als Depotfett abgespeichert.

**Massnahme 5 – Vermeiden Sie einfache und bevorzugen Sie komplexe, vollwertige Kohlenhydrate mit ausreichend Ballaststoffen.**

## Eiweiss

Die Proteine sind die «Baustoffe» unseres Körpers. Auch nachdem unsere Wachstumsphase abgeschlossen ist, benötigt unser Körper weiterhin Nahrungseiweiss, um sich zu regenerieren und neu zu bilden. Oft herrscht die irrige Meinung vor, Eiweiss bildet nur Muskulatur. Dass aber unser ganzer Körper, z.B. Knochen, Haut und Haare, aus Proteinen aufgebaut ist und nahezu sämtliche Enzyme und Hormone aus Proteinen gebildet werden, ist weniger bekannt.

Zu geringe Zufuhr an Nahrungseiweiss schränkt daher unter anderem die körperliche und geistige Leistungsfähigkeit ein und senkt die Widerstandskraft des Körpers. Wie bei den Kohlenhydraten wird auch das Nahrungseiweiss beim Verdauungsprozess zerlegt, und zwar in die so genannten Aminosäuren. Aus diesen bildet der Körper dann das körpereigene Eiweiss. Jedes einzelne Protein ist ein äusserst komplexes Gebilde aus Hunderten von Aminosäuren. Die «Bauanleitung» für die über zehntausend verschiedenen körpereigenen Proteine befindet sich in unserem Erbgut.

Merke: Nahrungseiweiss wird in Aminosäuren zerlegt und dann im menschlichen Organismus zu körpereigenem Eiweiss umgebaut.

Bei den uns zur Verfügung stehenden Nahrungsquellen sind tierische und pflanzliche Eiweisse zu unterscheiden. Nach wie vor ist die Wissenschaft in zwei Lager gespalten und die Wahrheit liegt wie immer in der Mitte: Essen Sie getrost beide Proteinarten.

Tierische Eiweissquellen sind sämtliche Fleisch- und Fischarten, Milch und Milchprodukte (Joghurt, Kefir, Quark, Käse) sowie Eier.

Pflanzliches Eiweiss finden wir in Hülsenfrüchten (Erbsen, Linsen, Bohnen, Sojabohnen), Nüssen (Wal-, Haselnüssen, Mandeln, Pistazien usw.), Kernen (Pinien-, Kürbis-, Sonnenblumenkernen) und Samen (Sesam, Mohn usw.). Das Problem der meisten Eiweisslieferanten ist der *hohe* Fettgehalt. Da wir die Nahrungsfette im Rahmen des «burn FETT statt burnout»-Programms minimieren wollen, bevorzugen Sie folgende Produkte:

- □ Fettarme, besser fettfreie Milch und Milchprodukte
- □ Eier ohne Fett zubereitet, z. B. gekocht
- □ Maispoulardenbrust ohne Haut und fettige Sauce
- □ Mageres Rind- und Kalbfleisch
- □ Sämtliche Hülsenfrüchte ohne Fett zubereitet

## Eiweiss unterstützt

Damit Sie während Ihres «burn FETT statt burnout»-Programms genügend Eiweiss zur Verfügung haben – denn Sie wollen ja Fett abbauen und Ihre Muskulatur erhalten –, empfehlen wir Ihnen, täglich eine Mahlzeit durch ein hochwertiges Eiweisspräparat zu *ersetzen* (siehe Serviceteil). So können Sie auf einfache Weise eine genügend dosierte Menge an essenziellen Aminosäuren *fettfrei* zuführen. Sie stellen so erstens sicher, dass genügend Baustoffe für Ihre schlanken (slow twitch) Muskelfasern vorhanden sind (keine Angst – Sie werden sicher kein Muskelprotz). Und zweitens unterstützen Sie die Bildung Ihrer eigenen Wachstumshormone, die Muskulatur aufbauen und Fett verbrennen.

## Kleiner Ausflug in die Bio-Chemie

Die Fettzellen unseres Unterhautfettgewebes können sich nur entleeren, wenn ein bestimmtes Hormon aktiviert wird. Es handelt sich um die hormonsensitive Lipase (HSL). Die HSL ist in den Adipozyten (Fettzellen) lokalisiert und wird durch die Stresshormone, insbesondere durch das Noradrenalin – das positive Stresshormon, aktiviert.

Dies erklärt auch, warum wir in Zeiten von positivem Stress (auch so genannter Eu-Stress) wie z. B.

- ☐ Phase des Verliebtseins
- ☐ Versinken und Aufgehen in einem Projekt oder einer Aufgabe
- ☐ Leichte körperliche Aktivität mit Spass und Freude

nachweislich Körperfett abbauen.

Das positive Stresshormon Noradrenalin (wie auch das Wohlfühlhormon Serotonin) wird ebenfalls aus Aminosäuren gebildet. Massgeblich beteiligt sind Tyrosin, Phenylalanin und Tryptophan. Ohne eine ausreichende Zufuhr dieser essenziellen Aminosäuren kann unser Körper nur schwer die Hormone bilden, die dann die HSL zur Fettverbrennung aktivieren.

Es nutzt aber nichts, nur die Aminosäuren zuzuführen, denn für die gezielte Fettverbrennung sind zwei Dinge notwendig:

- ☐ 1 – die Baustoffe zur Bildung der Hormone (siehe Protein zum burn FETT statt burnout-Programm) und
- ☐ 2 – regelmässige Bewegung im Bereich Ihres FM-Pulses, um das Noradrenalin auszuschütten und zur HSL zu transportieren.

**Massnahme 6 – Essen Sie täglich eine eiweissbetonte, aber fettfreie Mahlzeit mit hochwertigem Protein. Entweder in Pulverform (z. B. «burn FETT»-Protein, wenn es schnell gehen soll) oder Fisch oder Geflügel ohne Sauce , aber mit Zitrone (hilft bei der Eiweissverwertung).**

# Fette

Wie wir bereits mehrfach betont haben, kann Depotfett auch aus Kohlenhydraten oder Eiweiss entstehen. Das Depotfett haben wir bereits ausführlich als Risikofaktor, als Energielieferant für moderate, körperliche Betätigung («FM»-Pulsbereich) und als Energiequelle für Hungerperioden kennen gelernt. Weiterhin dient es als Isolation zur Aufrechterhaltung der Körpertemperatur und als Isolationsschicht für die inneren Organe. Wir brauchen also ein gewisses Mass an Depotfett. In Mitteleuropa und auch Nordamerika haben wir im Bevölkerungsdurchschnitt eher zu viel «Isolationsschicht».

Wenden wir uns den *Nahrungsfetten* zu. Lassen wir alles Bisherige Revue passieren, drängt sich die berechtigte Frage auf: «Brauchen wir denn überhaupt Nahrungsfett und wenn ja, wofür?»

Auch bei diesem Hauptbestandteil unserer Nahrung ist zu unterscheiden:

**Fett ist nicht gleich Fett!**

Für eine Depotfett abbauende Ernährung sind die Bestandteile der Nahrungsfette zu unterscheiden in *gesättigte* und *ungesättigte* Fettsäuren. Gesättigte Fettsäuren müssen keine weitere biochemische Verbindung im Körper eingehen und werden mehr oder weniger *direkt* als Depotfett abgelagert. Sie sind in den meisten tierischen Nahrungsmitteln enthalten. Butter, Sahne und auch Kokosöl und -fett bestehen fast nur aus gesättigten Fetten.

Ebenfalls bestehen die Fettanteile von Tieren (Schwein, Rind, Geflügel) aus gesättigten Fettsäuren. So ist der Fettrand am Schinken nichts anderes als das vom Tier abgelagerte Depotfett. Vorsicht: Nicht alle Fette sind immer sichtbar und die meisten Wurstwaren sowie minderwertige Fleischteile weisen extrem hohe Fettanteile in Form von gesättigten Fettsäuren auf.

*Ungesättigte* Fettsäuren hingegen haben eine hohe physiologische Bedeutung für unsere Gesundheit, da sie über eine besondere chemische Reaktionsfähigkeit verfügen. Sie müssen erst bestimmte Bindungen im Körper eingehen, bevor sie resorbiert werden. Ungesättigte Fettsäuren können nicht vom Körper selber gebildet werden und heissen deswegen auch *essenzielle* Fettsäuren.

Wir finden sie in:

- □ einfach ungesättigten Fettsäuren, z. B. Olivenöl
- □ zweifach ungesättigten Fettsäuren, z. B. Sonnenblumenöl, Distelöl
- □ mehrfach ungesättigten Fettsäuren, z. B. Leinöl, Fischöl

Die Menge an ungesättigten Fettsäuren, die wir täglich zu uns nehmen müssen, ist eher gering einzuschätzen und wird mit etwa 10 bis 15 g angegeben. Aber Achtung: Durch Wärmebehandlung verlieren die ungesättigten Fettsäuren ihren gesundheitlichen Wert. Bei Hitzebehandlung (über 180 Grad) bilden die meisten pflanzlichen Fette hochaktive Oxidanzien und sind dann sogar als gesundheitsschädigend einzustufen (wenn Sie schon Fleisch braten wollen, dann benutzen Sie stabiles bzw. Frittieröl).

**Merke: Bevorzugen Sie zu Salaten, Gemüse und anderen Speisen ungesättigte Fettsäuren in Form von kaltgepressten Ölen.**

# Der «wahre» Fettgehalt

Der Anteil der Nahrungsfette sollte 10 bis 15% der gesamten Nahrungsaufnahme betragen. Bei den Fetten ist es heute kaum noch so, dass fettreiche Kost bevorzugt wird, fast jedes Produkt wird auch in einer fettarmen Variante angeboten und auch gekauft. Es gibt zwei Gründe, warum wir dennoch mit den Volksseuchen Übergewicht und Fettleibigkeit zu kämpfen haben:

1) Nahrungsfette fungieren als Geschmacksverstärker. Deswegen schmecken Proteine in Verbindung mit Fett (z.B. Fischfilet mit fetter Sauce) und Kohlenhydrate in Verbindung mit Fett (z.B. Schokolade) so gut.

2) Der «wahre» Fettgehalt der Lebensmittel wird unterschätzt. Der effektive Fettgehalt für unseren Körper ergibt sich aus den verwertbaren Kalorien (energetischer Fettgehalt). Fett liefert pro Gramm mehr als doppelt so viel wie die Nährwertangaben eines normalen Lebensmittels:

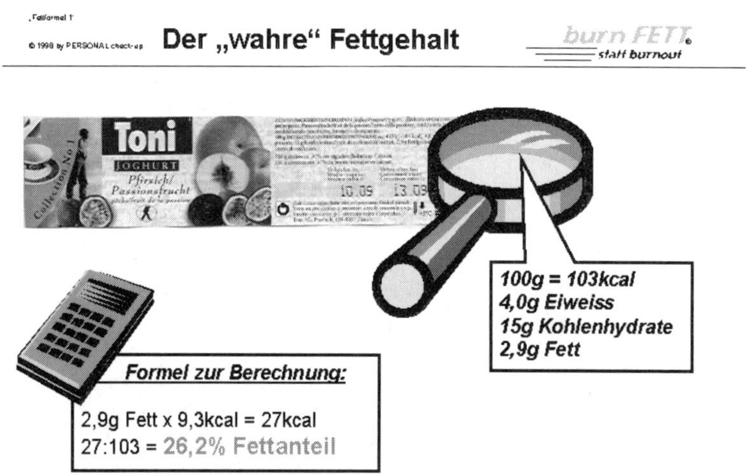


Ein Gramm Fett liefert 9,3 Kilokalorien, d.h. 2,9 g x 9,3 kcal. = 27 kcal. So viel Kalorien liefert der Fettanteil von 100 g Joghurt. Ein Wert von 27 kcal. von insgesamt 103 kcal. ergibt 26,2% «wahren» Fettgehalt eines normalen Joghurts und nicht 2,9%, wie viele Konsumenten meinen.

Merken Sie sich einfach die Zahl 9 (kcal. pro Gramm Fett) und Sie können jederzeit den Fettgehalt Ihrer Nahrungsmittel, z.B. beim Einkaufen, selbst ermitteln.

Ein weiteres Beispiel:

100 ml Vollmilch enthalten 68 kcal. und 3,9 g Fett. Die Formel lautet somit:

3,9 g Fett x 9 kcal. = 35,1 kcal. : 68 = 51,6% wahrer Fettgehalt!

Das spezifische Gewicht wurde der Einfachheit halber vernachlässigt.

Sollte Ihnen diese (permanente) Umrechnung zu viel Mühe bereiten, halten wir für Sie ein einfaches, aber nützliches Hilfsmittel parat: den «Fettrechner» (siehe Serviceteil).

Sie müssen nur die Gramme Fett und den Nährwertgehalt pro 100 Gramm einstellen (die auf jeder Packung angegeben sein müssen) und können sofort den Fettgehalt ablesen. Das kostet Sie nur am Anfang Mühe, mit der Zeit wissen Sie, welche Produkte Sie bedenkenlos einkaufen können.

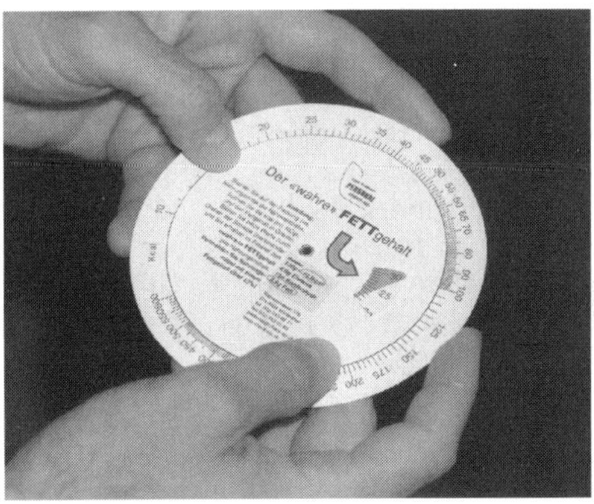


**Massnahme 7 – Vermeiden Sie Nahrungsmittel mit einem wahren Fettanteil von über 30%.**

## Vitalstoffe unterstützen

Es gibt bestimmte Stoffe, die Ihr Programm zur gezielten Fettverbrennung wirksam unterstützen können. Das heisst konkret: Diese Stoffe können unter bestimmten Umständen helfen, aber nie *alleine* wirken. Machen Sie sich frei vom Gedanken der Wunderpille, auch wenn Ihnen einzelne Präparate mit entsprechenden Werbeaussagen angeboten werden.

## Vitamin C

– ist ein echter Schlankmacher. Es ist beteiligt an der Produktion von Noradrenalin, einem unserer Stresshormone. Noradrenalin wird nicht nur für den Eu-Stress (den positiven) verantwortlich gemacht, sondern es sorgt auch für eine erhöhte Energiebereitstellung aus den Fettdepots. Damit das wasserlösliche Vitamin C nicht gleich vom Körper ausgeschieden wird, sollte es in retardierender (verzögerter) Form eingenommen werden. Sämtliche Inhaltsstoffe des «Vitalstoffmix» liegen retardierend vor, d. h., die Stoffe werden erst im Darmtrakt und über Stunden resorbiert, so wie der Körper es auch brauchen kann.

Unsere tägliche *zusätzliche* Einnahmeempfehlung zum Fettverbrennen:

800–1200 mg.

## L-Carnitin

– ist ein schönes Beispiel, wie Konsumenten in die Irre geführt werden, denn es wird als eine Art Wundermittel zur Fettverbrennung angeboten: «18% gesteigerte Fettverbrennung!» Das ist richtig, gilt aber nur für gut trainierte Ausdauersportler und nur in Verbindung mit Training. *Ohne* Bewegung wird kein Gramm Fett abgebaut!

L-Carnitin wirkt im Körper als so genannter Fett-Carrier. Es transportiert Fettsäuren durch die Membran der Mitochondrien (Kraftwerke der Zelle) in den Körperzellen. Damit wird es essenziell für die Verbrennung von Fett benötigt. Ca. 20 g Carnitin sind im Körper vorhanden. L-Carnitin kann sowohl durch die Nahrung aufgenommen werden als auch selbst vom Körper produziert werden aus den Aminosäuren Lysin und Methionin (auch deswegen ist die Einnahme von Eiweiss zu empfehlen). Es kommt hauptsächlich in Fleisch vor (deshalb der Name, abgeleitet von carnis = lat. für Fleisch).

Unsere tägliche *zusätzliche* Einnahmeempfehlung zum Fettverbrennen:

200-300 mg.

## Cholin

– ist ein wichtiger Baustein der Hirnsubstanz. Es wirkt ausserdem gefässerweiternd, blutdrucksenkend, regelt die Darmbewegung und *vermindert* die Fettablagerung. Cholin wird teilweise zum Bereich des Vitamin-B-Komplexes gezählt, ist als Vitamin aber nicht allgemein anerkannt, da es vom Körper auch selbst aus Methionin (ebenfalls eine Aminosäure) synthetisiert werden kann. Ist nicht genug Cholin vorhanden, dann «verfetten» die Hirn- und Nervenzellen. In der Folge wird die Wirkung von z. B. Noradrenalin gemindert und es gelangt nicht mehr ausreichend in die Fettzellen, um dort die Verbrennung anzukurbeln.

Unsere tägliche *zusätzliche* Einnahmeempfehlung zum Fettverbrennen:

60–100 mg.

## Magnesium

– ist ein wichtiger Bestandteil von Enzymen, die ebenfalls an der Fettverbrennung beteiligt sind. Auch wird die Sauerstoffversorgung in den Zellen gefördert, ohne die keine Fettverbrennung stattfindet. Magnesium wirkt sich auch äusserst positiv auf Ihr Nervenkostüm aus – es dämpft Stresssituationen ab und wird in der Orthomolekularmedizin das «Salz der inneren Ruhe» genannt.

Unsere tägliche *zusätzliche* Einnahmeempfehlung zum Fettverbrennen:

200–300 mg.

## Chrom

– ist für die Regulierung unseres Blutzuckerspiegels von essenzieller Bedeutung. Bei einem Mangel an Chrom kann das Insulin den Blutzuckerspiegel nicht konstant halten. Die Folgen bei dauerhafter Unterversorgung an Chrom können Blutzuckerprobleme und auch Fettsucht sein. Untersuchungen haben gezeigt, dass mehr als 90% aller übergewichtigen Menschen Chrommangel aufweisen.

Unsere tägliche *zusätzliche* Einnahmeempfehlung zum Fettverbrennen:

50 µg.

## Garcinia Cambogia

– ist ein Extrakt aus der getrockneten Schale der indischen Gewürzpflanze Garcinia Cambogia – auch als HCA (Hydroxycitronensäure) bezeichnet.

Werden mehr Kalorien aufgenommen als nötig, und sind die Speicher schon gefüllt, so werden normalerweise die überschüssigen Kalorien zuerst in Acetyl-CoEnzym A und dann in Fett umgewandelt. Das Garcinia-Cambogia-Extrakt blockiert diesen Weg, indem es das Enzym, besetzt, welches Acetyl-CoEnzym A in Fett verarbeitet. So werden die überschüssigen Kalorien in zusätzliches Glykogen umgeleitet. Dieser Überschuss signalisiert dann dem Körper Sattheit. Der Appetit wird gehemmt und es wird erst gar kein Körperfett gebildet. Laut Studien wird so auf sicherem, natürlichem Weg bis zu 75% weniger Körperfett eingelagert.

Unsere tägliche Einnahmeempfehlung zum Fettverbrennen:

400–600 mg.

## Antioxidanzien

Diese Stoffe haben die Fähigkeit, die bei der Oxidation anfallenden freien Radikalen zu *neutralisieren*. Machen wir wieder einen kurzen Sprung in das Thema *Stress* und *Burnout*. Je mehr psychischen und/oder körperlichen Stress Sie haben, um so mehr fallen bei Ihrer Energieproduktion so genannte «freie Radikale» an. Diese negativ geladenen Sauerstoff-Ionen sind äusserst aggressiv, zerstören Zellwände und dringen teilweise in den Zellkern ein. Mit einem Teil dieser Aggressoren kann Ihr Körper je nach Gesundheitszustand selber fertig werden. Steigt die Menge und/oder sind Sie körperlich angeschlagen, dann reicht u.U. Ihr eigener Zellschutz nicht mehr aus. Sie können sich dennoch mit der Zufuhr von so genannten Antioxidanzien (auch Radikalfänger genannt) schützen. Die Antioxidanzien sind essenzielle Nährstoffe. Die wichtigsten sind die Vitamine A, C, E und Beta-Carotin. Ein Mangel an Vitamin B12 kann zu einer psychisch bedingten erhöhten Stressanfälligkeit führen.

Eine besondere Rolle in Bezug zum Stress kommt dem Mineralstoff Magnesium zu. Stressreaktionen laufen bei entstehendem Magnesiummangel verstärkt ab. Umgekehrt wirkt eine Magnesiumzufuhr positiv, indem sie den Anstieg der Stresshormone im Blut dämpft. Da ein Mangel an den Vitaminen B1, B2 und B6 die Aufnahme von Magnesium beeinflusst, sind auch diese in Betracht zu ziehen.

Viele der Stoffe sind quasi zweifach wirksam: Zum einen unterstützen sie die gewünschte Fettverbrennung und zum anderen dienen Sie dem Zellschutz.

Sind nun genug Antioxidanzien in unserer Nahrung oder müssen wir diese künstlich zu uns nehmen?

Hört man auf die nationalen Ernährungsgesellschaften, ist in einer ausgewogenen Ernährung alles enthalten, was wir brauchen. Es gibt keine Notwendigkeit, um Vitaminpillen zu schlucken. So weit, so gut. Aber leider stützen sich diese Erkenntnisse zum grössten Teil auf veraltete Nährwertgehalte unserer Nahrungsmittel. In den letzten Jahrzehnten ist der enorme *Vitalstoffschwund* bei unseren Nahrungsmitteln mehrfach nachgewiesen worden.

Zweitens ist es ein grosser Unterschied, ob man mit den Dosierungen lediglich der Erkrankung an Mangelerscheinungen vorbeugen möchte oder ob man anstrebt, unter hoher Belastung optimal zu funktionieren. Wir streben Letzteres an.

Um die notwendigen, therapeutischen Mengen an antioxidativen und fettverbrennungsfördernden Vitalstoffen über natürliche Nahrungsmittel aufzunehmen, müssten Sie z. B. zu sich nehmen:

- □ Für 1 g Vitamin C etwa 5 kg Kartoffeln oder 1,5 kg Orangen oder 5 Liter Multivitaminsaft (Vitafit);
- □ für 400 mg Vitamin E etwa 4 kg Erdnüsse oder 0,6 Liter Olivenöl oder 12 Liter Multivitaminsaft (Vitafit);
- □ für 15 mg Beta-Carotin etwa 5 kg Kartoffeln oder 0,8 kg Aprikosen oder Karotten.

Weitere Informationen zur Notwendigkeit der Supplementierung und Wirkungsweise von Antioxidanzien finden Sie im Kapitel «Ernährung» unseres Buches «Gesundheit ist Chefsache».

Um Ihnen den Einkauf und die Einnahme der einzelnen Stoffe zu vereinfachen, haben wir Ihnen einen wohlschmeckenden «Vitalstoffdrink» sowie einen geeigneten «Vitalstoffmix» zusammengestellt (siehe Serviceteil).

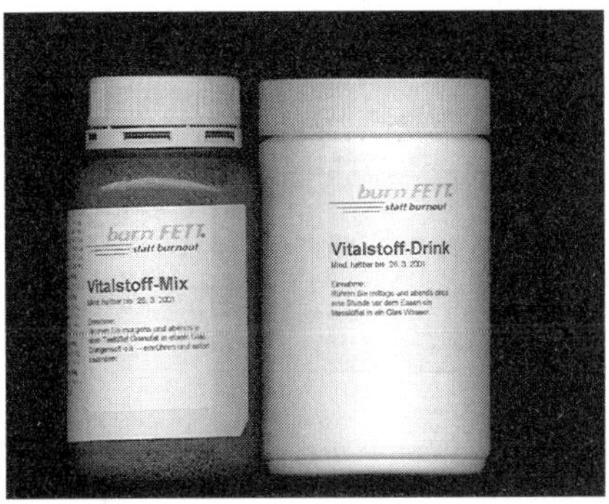


# Zusammenfassung

Nun sind doch einige Massnahmen zusammengekommen, daher gilt es, *Prioritäten* zu setzen. Es bringt Ihnen wenig, wenn Sie versuchen, aus einer Euphorie heraus gleich alles umzusetzen.

Wir raten Ihnen daher zunächst im Bereich Ernährung, nur *zwei* Massnahmen umzusetzen:

- □ Trinken Sie täglich 2–3 Liter reines Wasser und
- □ setzen Sie den «wahren» Fettgehalt um – vermeiden Sie Nahrungsmittel, deren Fettanteil über 30% liegt.

Auch hier wieder der Bezug zum Stress und Burnout: Wir möchten, dass Sie eben *nicht* gestresst werden von einer Diät, daher konzentrieren wir uns zunächst auf nur wenige Massnahmen.

Erst wenn diese zwei Massnahmen für Sie zum gewohnten Alltag gehören (nach einigen Wochen), dann «verfeinern» Sie Ihre Ernährung mit den anderen Punkten:

- ☐ Verlagern Sie einen Teil Ihrer Nahrungsaufnahme von abends auf mittags und morgens.
- ☐ Vermeiden Sie einfache und bevorzugen Sie komplexe, vollwertige Kohlenhydrate.
- ☐ Unterstützen Sie Ihr Programm mit hochwertigem Eiweiss und einem Vitalstoffmix/-drink.
- ☐ Essen Sie natürliche, unverarbeitete Nahrungsmittel.

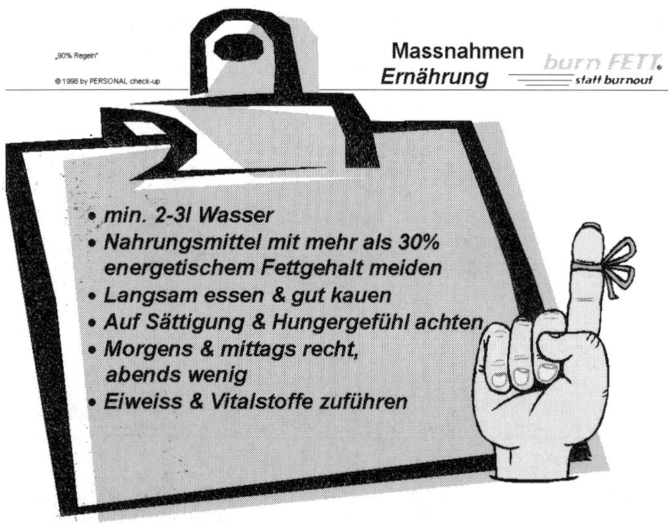


**Fett verbrennende Fakten:**

- ☐ **Mit einigen wenigen Ernährungsmassnahmen können Sie eine grosse Wirkung erzielen.**
- ☐ **Der «wahre» Fettgehalt der meisten Speisen ist viel höher, als wir annehmen.**

# Kapitel 9

# Die Alternativen

Da wir anderen Methoden zur Fettvernichtung nicht unaufgeschlossen gegenüberstehen, möchten wir Ihnen unsere Erfahrungen zu den gängigsten Varianten nicht vorenthalten.

## Fettblocker – die Schlankheitspillen

Der bekannteste dieser Fettblocker dürfte wohl das rezeptpflichtige Xenical sein. Die Wirkstoffe binden den Fettanteil der Nahrung und das Gemisch muss über den Magen-Darm-Trakt ausgeschieden werden. Wird die Nahrung nicht fettreduziert zusammengestellt und an den alten Gewohnheiten festgehalten, kommt es zu öligen Stühlen, die zudem schwer kontrollierbar sind. Permanenter schwerer Durchfall ist die Folge. Wird das Mittel abgesetzt, stellt sich bei gleichbleibenden Ernährungsgewohnheiten ebenfalls der Jo-Jo-Effekt ein. Fazit: Ohne eine einschneidende Verhaltensänderung sind die Fettblocker nutzlos und führen während der Einnahme zu äusserst unangenehmen Begleiterscheinungen. Eine Umstellung auf fettreduzierte Ernährung lässt sich auch ohne Fettblocker bewerkstelligen.

## Ephedrin-Kur – die Chemiekeule

Mit Ephedrin kann bei richtiger Anwendung tatsächlich ohne Bewegung Fett verbrannt werden. Das Zauberwort heisst Thermogenese (= Wärmeentstehung) – die Temperatur des Körpers steigt leicht an, der Körper verbrennt auch im Ruhezustand mehr Fett. Der nötige Chemiecocktail aus Ephedrin, Aspirin und Coffein wirkt stark auf das zentrale Nervensystem und ist daher leider nicht ganz frei von Nebenwirkungen wie:

Fingerzittern, innere Unruhe, Schlaflosigkeit, Übelkeit, Appetitlosigkeit, Schwindel und Gereiztheit.

Speziell der letzte Punkt trifft fast immer zu, daher unser Rat: Wer dies unbedingt ausprobieren möchte, dem empfehlen wir, auf eine einsame Insel zu verreisen.

Nach einer Ephedrin-«Kur» wird ebenfalls der Jo-Jo-Effekt eintreten, wenn nicht Ernährungs- und Bewegungsgewohnheiten umgestellt werden – schade um das Geld und die Nerven.

# Fettabsaugen – die Liposuction

Das operative Entfernen von Fettzellen ist sicher ein praktikabler Ansatz, um an bestimmten Stellen das Fett loszuwerden. Das Problem dabei ist: Werden die Ernährungsgewohnheiten und das Bewegungsverhalten nicht umgestellt, dann hat man relativ bald das Problem an anderen Stellen des Körpers. Wird zum Beispiel das Fett an der Taille entfernt, dann füllen sich die Fettzellen an Gesäss und Oberschenkel um so mehr. Auch blähen sich die verbleibenden Zellen an der operierten Region ungleich mehr auf, so dass meist noch eine «Nach»-Operation nötig ist – ein so genanntes «Touch-up». Nicht gerade die billigste Variante – ein Eingriff kostet je nach Region und Grösse zwischen 4.000,– bis 12.000,– DM/sFr.

# Magenverengung – das Banding

Der Magen wird bei einem operativen Eingriff durch ein Band (daher «banding») künstlich verkleinert. Der Patient kann danach nur noch wesentlich kleinere Mengen Nahrung aufnehmen, da das Sättigungsgefühl recht schnell eintritt. Abgesehen von den möglichen Risiken des operativen Eingriffs handelt es sich für Personen mit schwerer Fettsucht um eine mögliche Alternative, das Problem in den Griff zu bekommen. Bei leichtem und mittlerem Übergewicht wird die Operation nicht durchgeführt.

# Sich neu verlieben – die natürliche Variante

Verlieben Sie sich und Ihre Hormone sorgen dafür, dass Sie automatisch Fett verlieren. Je heftiger es Sie erwischt hat, um so mehr Fett verlieren Sie. Der Effekt ist ähnlich wie bei der Thermogenese, Ihr Körper läuft permanent auf Hochtouren.

Leider klingt der Effekt ab, sobald die Beziehung anfängt, sich zu stabilisieren bzw. etablieren. Und danach geht ja bekanntlich die Liebe durch den Magen ... (und landet an den Fettpolstern??).

# Kapitel 10

# Serviceteil

## Die Pulsuhren der M-Serie zum SMART-Test können Sie bei Ihrem Trainer oder hier beziehen:

*BRD:*
Polar Elektro GmbH Deutschland
Hessenring 24
D-64572 Büttelborn
Tel: (0 61 52) 92 36-0
Fax: (0 61 52) 92 36-20

*Schweiz:*
LMT Leuenberger Medizintechnik AG
Industriestrasse 19
CH-8304 Wallisellen
Tel: (01) 877 84 85
Fax: (01) 877 84 99

*Österreich:*
W. Pabisch GmbH
Baldassgasse 5
A-1211 Wien

## Den Profi-Test (Laktatstufentest) können Sie machen bei:

*BRD:*
IAS Institut für Arbeits- und Sozialhygiene
Steinhäuserstrasse 19
D-76135 Karlsruhe
Tel. (07 21) 8 20 40

Medizinisches Zentrum Parkhöhe
Hufelandstrasse 18-20
D-34537 Bad Wildungen
Tel. (0 56 21) 70 30

MSG
Ärztehaus Peiner Str. 2
D-30519 Hannover
Tel. (05 11) 8 42 04-15

SKOLAmed GmbH
Höhenstrasse 42
D-51588 Nümbrecht
Tel. (0 22 93) 9 11 50

Van Aken Privatinstitut
Manfred Jürgen
Tappenstrasse 12
D-38640 Gosslar
Tel. (0 53 21) 27 88

*Schweiz:*
PERSONAL check-up
Römerstrasse 176
CH-8404 Winterthur
Tel. (0 52) 243 07 71
Fax (0 52) 243 00 63
E-Mail: personal@check-up.ch
Internet: www.check-up.ch

Prävmedic
Restelbergstrasse 25
CH-8044 Zürich
Tel (01) 261 05 05

*Österreich:*
Reha-Sport
A-5252 Aspach 162
Tel. (0 77 55) 69 01

Institut für medizinische und sportwissenschaftliche Beratung
Ernst-Happel-Stadion/Meiereistrasse 7
A-1020 Wien
Tel. (01) 726 99 28

## Die Audio-CD «Denk Dich schlank» erhalten Sie bei Ihrem Trainer, in Ihrer Apotheke oder:

Sie können die CD für DM 38,–/sFr 32,– direkt bei PERSONAL check-up bestellen.

(Adresse siehe oben)

## Vitalstoffdrink zum «burn FETT statt burnout»-Programm

Der wohlschmeckende Drink enthält die Fatburner L-Canitin, Garcinia Cambogia und den Ballaststoff Inulin. Die Dose enthält 380 ml Pulver und reicht für etwa 30 Tage. Rühren Sie mittags und abends circa eine Stunde vor dem Essen einen Messlöffel in ein Glas Wasser. Trinken Sie später zusätzlich weiteres Wasser, damit die Ballaststoffe nicht zu Verstopfungen führen.

Preis: DM 66,–/ sFr 55,–

## Vitalstoffmix zum «burn FETT statt burnout»-Programm

Sind Sie gelegentlichen psychischen und/oder körperlichen Belastungen ausgesetzt, empfehlen wir Ihnen anstatt des Vitalstoffdrinks diese hochwirksame Vitalstoffmischung. Sie enthält die gängigsten Fatburner *und* Antioxidanzien in hochdosierter Menge und retardierender Form. Die Dose enthält 314 ml Granulat und reicht für etwa 30 Tage. Die Tagesdosis beträgt 6 gr. bzw. 10 ml. Nehmen Sie morgens und abends je einen Teelöffel Granulat in einem Glas Orangensaft o.Ä. – einrühren und sofort austrinken!

Preis: DM 96,–/ sFr 80,–

Inhaltsstoffe:

| **Vitamine** | **Tagesmenge** |
|---|---|
| Vitamin A | 1 mg |
| Vitamin B1 | 10 mg |
| Vitamin B2 | 10 mg |
| Vitamin B6 | 20 mg |
| Vitamin B12 | 30 µg |
| Beta-Carotin | 8 mgx |
| Biotin | 50 µg |
| Vitamin C | 1000 mg |
| Vitamin D3 | 5 µg |
| Vitamin E | 400 mg |
| Folsäure | 400 µg |
| Niacin | 10 mg |
| Pantothensäure | 20 mg |
| | |
| **Spurenelemente** | |
| Chrom | 50 µg |
| Jod | 50 µg |
| Kupfer | 2 mg |
| Mangan | 5 mg |
| Molybdän | 50 µg |

| **Vitamine** | **Tagesmenge** |
|---|---|
| Selen | 25 µg |
| Vanadium | 50 µg |
| Zink | 12 mg |
| | |
| **Mineralstoffe** | |
| Magnesium | 275 mg |
| | |
| **Quasi-Vitamine** | |
| L-Carnitin | 250 mg |
| Cholin | 80 mg |
| Inositol | 60 mg |
| PABA | 20 mg |
| | |
| **Bioflavonoide** | |
| Quercetin | 400 mg |
| Garcinia Cambogia | 500 mg |
| | |
| **Ballaststoffe** | |
| Guar | 816 mg |

Eine solche Mischung aus Einzelpräparaten zusammenzustellen kostet ein Vielfaches.

## Protein zum «burn FETT statt burnout»-Programm

Können Sie Ihre fettfreie Eiweisszufuhr nur schwer sicherstellen, da Sie z.B. häufig unterwegs sind, dann empfehlen wir Ihnen, sich mit einem Proteinpulver zu helfen. Das Protein zum «burn FETT statt burnout»-Programm enthält alle essenziellen Aminosäuren wie z.B. Tryptophan, Phenylalanin und Methionin. Das Aminosäuremuster wurde nach neuesten Studien zusammengestellt. Die Dose enthält 375 g Pulver (Geschmack: Banane, Erdbeere und Vanille) und reicht für etwa 30 Mahlzeiten. Die Tagesdosis beträgt 10–15 g. Ersetzen Sie am besten mittags eine Mahlzeit durch einen Proteindrink (2–3 Messlöffel in 250 ml fettarme Milch oder Wasser einrühren). Bitte nehmen Sie *kein* Proteinpulver, wenn Sie kein regelmässiges Bewegungsprogramm durchführen und Ihre Ernährungsgewohnheiten beibehalten, denn dann landet das Eiweiss «on top» zu Ihren Pölsterchen!

Preis: DM 36,–/ sFr 30,–

# Ihre Vitalstoffe erhalten Sie bei Ihrem Trainer, in Ihrer Apotheke oder bei:

Fachkurhaus Seeblick
CH-8267 Berlingen
Tel. (052) 761 32 25
Fax (052) 761 19 45
E-Mail: info@seeblick-berlingen.com
Internet: www.seeblick-berlingen.com

Oder bei:

PERSONAL check-up
(Adresse siehe oben)

# Den *Fettrechner* erhalten Sie bei Ihrem Trainer, in Ihrer Apotheke oder:

Sie können Ihren Fettrechner für DM 8,–/ sFr 6,– direkt bei PERSONAL check-up bestellen.

(Adresse siehe oben)

# «burnout»-Programm

Beim Durchlesen des Buches haben Sie sicher gemerkt: Der Teufel steckt halt schon im Detail. Da drängt sich zwangsläufig die Frage auf: «Wo anfangen, was zuerst und was danach?»

Wir haben Ihnen einen kleinen Leitfaden zusammengestellt, in dem Sie die wichtigsten Elemente und Details für die ersten Wochen in chronologischer Folge wiederfinden. Dieser Vorschlag ist für absolute Bewegungsmuffel und Wiedereinsteiger gleichermassen geeignet wie für Personen, die bereits etwas Sport treiben. Wenn Sie z.B. einmal wöchentlich Tennis spielen, Turnen oder zweimal pro Woche in ein Fitnesscenter, dann können Sie bedenkenlos Ihr FM-Training an den anderen Tagen durchführen. Das FM-Training dient dem Fettabbau und Ihre anderen Aktivitäten sind Sport, Spass und Spiel. Auch können Sie wesentlich mehr FM-Trainings durchführen als in dem Plan angegeben, der von dem absoluten Minimum ausgeht. Die Wochentage im Plan sind eher willkürlich gewählt – Sie können die Tage natürlich frei wählen.

**Name:**

| Datum | Tag | morgens | mittags | abends | Bemerkungen |
|---|---|---|---|---|---|
| | So | Tabelle Figurkontrolle ausfüllen!! | Persönliche Zieldefinition ableiten | Den Inhalt des Kühlschranks auf wahren Fettgehalt prüfen – aussortieren! | 1. Woche |
| | Mo | | 2 Glas Wasser vor dem Essen extra trinken | Pulsuhr besorgen mit SMART-Test (alt. Termin für Profi-Test) | Nach Bedarf Vitalstoffe besorgen und täglich zuführen |
| | Di | Wasser-Depots am Arbeitsplatz anlegen | 2 Glas Wasser vor dem Essen extra trinken | | |
| | Mi | | 40 min. lockerer Mittagsspaziergang | | |
| | Do | | 2 Glas Wasser vor dem Essen extra trinken | Mit der Pulsuhr vertraut machen (Bedienungsanleitung) | |
| | Fr | | | Musik bzw. CD aussuchen für mentales Training | Freier Tag – essen was Spass macht! |
| | Sa | Smart-Test durchführen | Protein-Drink besorgen | | |
| | So | 45 min. FM-Training Nüchtern! | | | 2. Woche |
| | Mo | | | Mentales Training Denk Dich schlank | |
| | Di | | | Abendessen durch Protein-Drink ersetzen | Kommen Sie bereits auf 2 Liter Wasser pro Tag? |
| | Mi | | 45 min. FM-Training in der Mittagspause | | |

**Name:**

| | | | | |
|---|---|---|---|---|
| Do | | | Abendessen durch Protein-Drink ersetzen | |
| Fr | | | Entspannungsübung direkt nach dem Job | Freier Tag – essen was Spass macht! |
| Sa | | | Abendessen durch Protein-Drink ersetzen | |
| So | 45 min. FM-Training Nüchtern! | | | 3.Woche |
| Mo | | | Mentales Training Denk Dich schlank | |
| Di | | | Abendessen durch Protein-Drink ersetzen | Trinken Sie mehr als 2 Liter Wasser pro Tag? |
| Mi | | 45 min. FM-Training in der Mittagspause | | |
| Do | | | Abendessen durch Protein-Drink ersetzen | |
| Fr | | | Entspannungsübung direkt nach dem Job | Freier Tag – essen was Spass macht! |
| Sa | | | Abendessen durch Protein-Drink ersetzen | |
| So | 45 min. FM-Training Nüchtern! | | | 4. Woche |
| Mo | | | Mentales Training Denk Dich schlank | |
| Di | | | Abendessen durch Protein-Drink ersetzen | Trinken Sie mehr als 2 Liter Wasser pro Tag? |
| Mi | | 45 min. FM-Training in der Mittagspause | | |
| Do | | | Abendessen durch Protein-Drink ersetzen | |
| Fr | | | Entspannungsübung direkt nach dem Job | Freier Tag – essen was Spass macht! |
| Sa | | | Abendessen durch Protein-Drink ersetzen | |
| So | 45 min. FM-Training Nüchtern! | 2. Spalte Tabelle Figurkontrolle ausfüllen!! | | 5. Woche |
| Mo | | | Mentales Training Denk Dich schlank | |

## Fettverbrennende Tipps:

Stellen Sie nach den 30 Tagen Ihren eigenen Plan auf. Legen Sie Ihre FM-Trainings und Ihr mentales Training in Ihrem Kalender vorher fest.

Kommen Sie zu einem für Sie geeigneten Wochenrhythmus.

Kontrollieren Sie Ihre Figur alle 30 Tage durch Messen.

Überprüfen Sie regelmässig Ihren Wasserkonsum.

# Index

## Das Lizenz - Programm

burn FETT® statt burnout

für freie Fitness- und Wellness-Trainer/-innen

für Trainer in Unternehmen und Organisationen

Unser Lizenz-Programm bietet Ihnen

- ein komplettes und erprobtes Seminarpaket
- eine unverwechselbare Identität
- ein Design welches sich in der ganzen Produktlinie wiederfindet
- Erfahrungsaustausch
- Unterstützung bei Grossanlässen

Für die Umsetzung des «burn FETT statt burnout»-Programm stehen zur Verfügung

- Komplette Mappe mit hochwertigen Vortragsfolien
- Dateien für die Produktion von anspruchsvollen Teilnehmerdokumentationen
- Ausbildungskurs im Bereich Leistungsdiagnostik für fortgeschrittene Trainer

Zur Abgabe an die Teilnehmer stehen zur Verfügung

- Mentaltraining-CD «Denk Dich schlank»
- Smartbook «burn FETT statt burnout» (ist auch als eigene Special Edition mit Ihrem Eindruck erhältlich)
- Fettrechner
- Ein attraktives Komplett-Paket
- Protein, Vitalstoffdrink und -mischung

Das «burn FETT statt burnout»-Lizenzprogramm ist *ready-to-go* und bietet interessante Möglichkeiten. Wenn Sie im Bereich Gesundheit und Wellness Erfahrungen als Trainer oder Leiter von Kursen haben, dann schreiben Sie uns. Am besten mit einer kurzen Beschreibung zu Ihrer Person und Ihren Tätigkeiten:

**PERSONAL check-up**
**Römerstrasse 176**
**CH-8404 Winterthur**

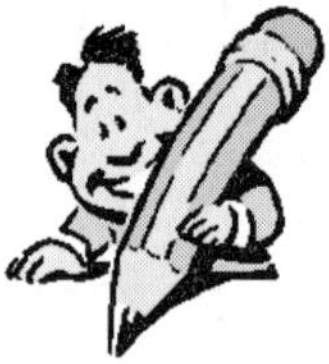

burn FETT®

statt burnout

Ihre Adresse oder Stempel:

Bitte frankieren

**PERSONAL check-up**
Postfach
CH-8404 Winterthur

O Ja, senden Sie mir ___ **Audio-CD** „Denk Dich schlank“
(Preis pro CD = DM 38.-/ 32.- sFr *zzgl. Versand*)

O Ja, senden Sie mir ___ Pkg. **Vitalstoffdrink**
(Preis pro Pkg. = DM 66.-/ 55.- sFr *zzgl. Versand*)

O Ja, senden Sie mir ___ Pkg. **Vitalstoffmix**
(Preis pro Pkg. = DM 96.-/ 80.- sFr *zzgl. Versand*)

O Ja, senden Sie mir ___ Pkg. **Protein**
Vanille **O** Banane **O** Erdbeere **O**
(Preis pro Dose a 375 gr. = DM 36.-/ 30.- sFr *zzgl. Versand*)

O Ja, senden Sie mir ___ Stck. **Fettrechner** a DM 8.-/ 6.- sFr

O Ja, senden Sie mir Informationen zu **Pulsmessgeräten**

O Bitte informieren Sie mich wer mich in meiner Nähe zu dem Programm betreuen kann.